関西学院大学神学部ブックレット 16

キリスト教の看取り・送り

第57回神学セミナー

関西学院大学神学部◉編
中道基夫、汐碇直美、髙見晴彦、
小野留緒記、森本典子、井上 智、
岸本光子、宮岡真紀子

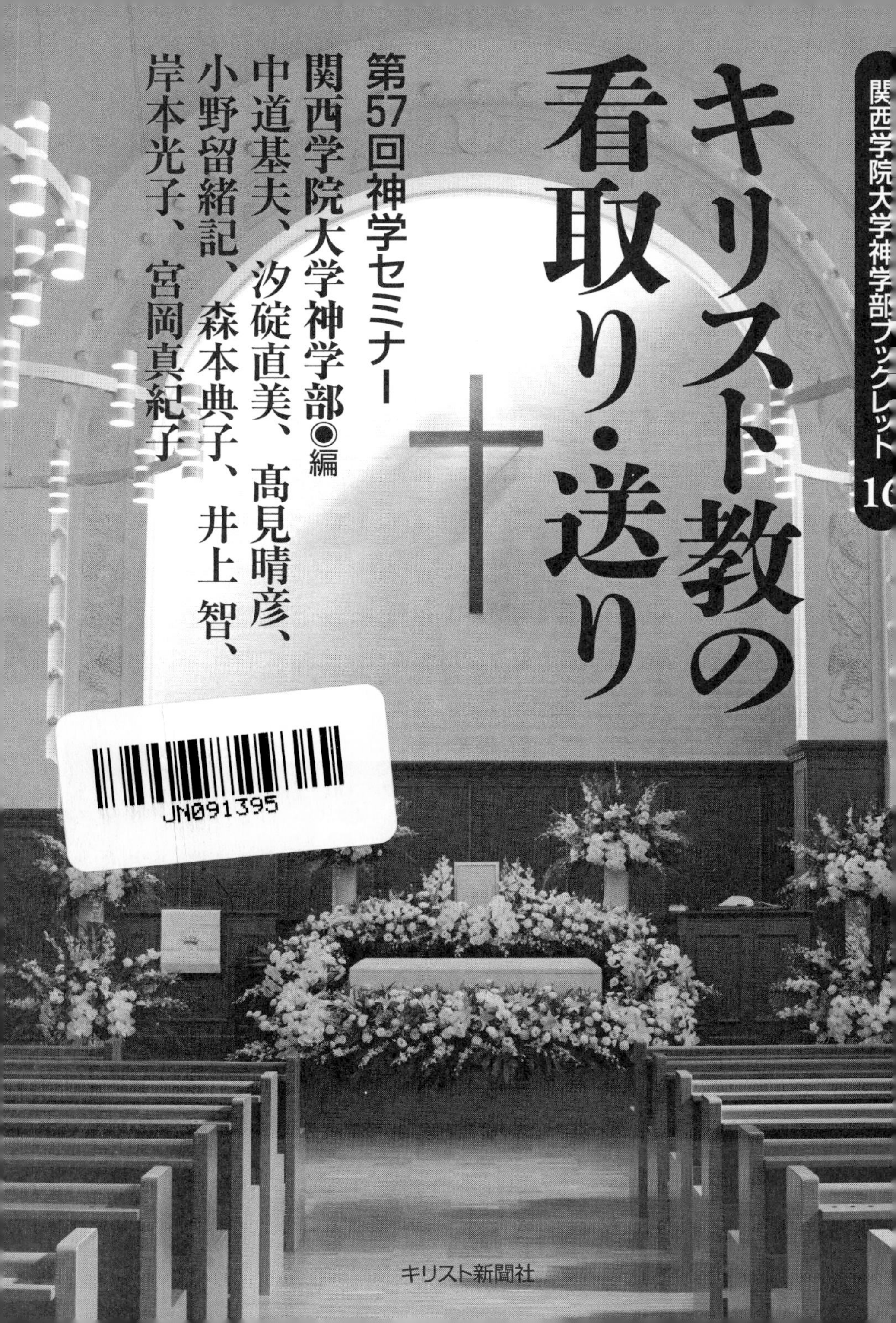

キリスト新聞社

表紙写真　日本基督教団神戸栄光教会

巻頭言

関西学院大学神学部ブックレットは、毎年二月に行われている「神学セミナー」の講演と礼拝を収録したものです。

この神学セミナーでは、神学的なテーマを扱って学ぶということよりも、現代において神学や教会が対峙している問題、また神学や教会自身が問われている問題を取り上げ、神学者だけではなくその問題の専門家にも話を聞き、対話をしつつ神学することを目指しています。また、教会の現場からの声も聞き、現場での具体的な神学の展開を目指すものでもあります。さらに、いったいそのテーマを礼拝としてどのように表現することができるのかを試みています。

神学部ブックレットの一つ一つのテーマの上に一つの組織だった神学があるわけではありません。一つの根本的な神学を啓発するためにセミナーを開催しているわけでもありません。むしろ、現代はそういう「the 神学」というものが崩れ去った時代であろうと思います。

かといって、もはや神学に希望がないわけではありません。むしろ神学部ブックレットの各号で扱われている課題やそれとの神学的対話が一つのタイルとなり、それが合わさってどのようなモザイク画ができ上がるのかが期待される時代なのではないでしょうか。

このような神学的な試みを、ブックレットというかたちで出版する機会を提供してくださったキリスト新聞社に感謝申し上げます。一人でも多くの方が私たちの取り組みを共有してくださり、今日における神学、教会、宣教の課題を多様な視点から共に考えていただき、新しい神学の絵を描く作業に加わっていただければ幸いです。

関西学院大学神学部

目次

主題講演

牧会の課題としての周死期ケア

中道基夫

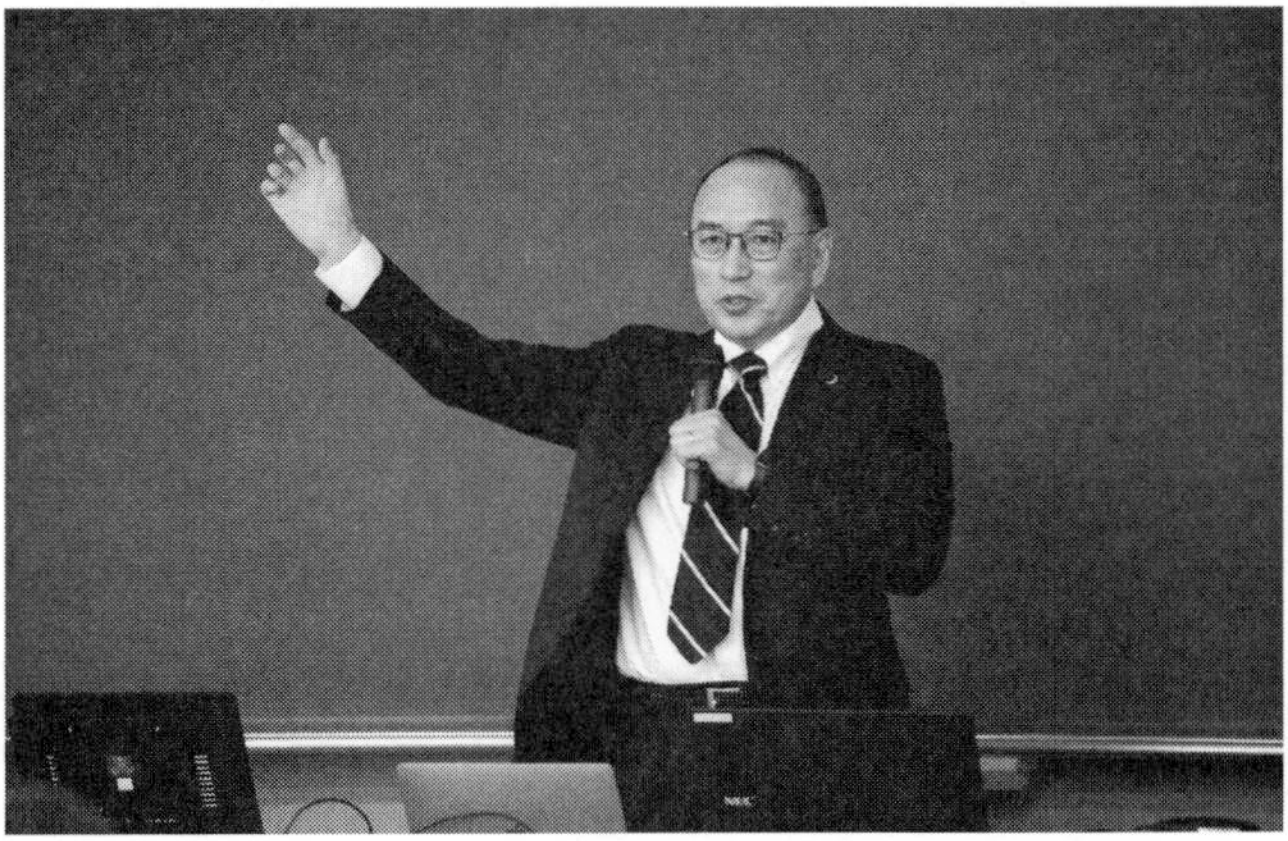

中道基夫（なかみち・もとお）
関西学院大学神学部、同大学院博士課程前期課程修了。ハイデルベルク大学神学部神学博士。現在、関西学院院長・関西学院大学神学部教授。
著書『現代ドイツ教会事情』（キリスト新聞社）、『天国での再会　キリスト教葬儀式文のインカルチュレーション』（日本キリスト教団出版局）、他。

はじめに

従来は『死と葬儀』（日本基督教団信仰職制委員会編、日本基督教団出版局、一九七四年）という書名やその執筆内容に表れているように、正しいキリスト教の死の理解、つまり聖書的・教会史的・教義的に正しい死の理解を持ち、その正しい理解を表現する場として葬儀があるという考えがありました。しかし、今日のセミナーにおいて私がお話しするのは、そのような正しい死の理解に基づくものではありません。キリスト教の死の理解に基づいて葬儀ということを考えるのではなく、むしろ遺族の視点、死別を経験した人に対する牧会的な視点からお話したいと思います。まず、現代の看取り、そして送る、葬送ということに関する現代の傾向について少しお話しいたします。その状況の中で、教会として、また牧師として、看取り、送りということに寄り添っていくことができるのかということを考えていきます。

みなさんは、ご自分の死についてどのような感情を持っておられますか。また、ご家族の死についてどのような感情を持っておられますか。そして、死別を経験した人は、故人のことは早く忘れ、前向きに生きた方がいいし、その方が悲しみが早く癒されると思われますか。もしくは、故人を早く忘れるのではなく、故人の記憶や思い出を大切にした方がいいと思われますか。

現代の日本人の死に対する感情は、「怖い」というものが最も多いと言われています。以前は、死を家の畳の上で経験した、つまり身近に死を経験していたために、悲しい、悔しいという感情は持っていたものの、「怖い」という感情はそれほど大きくはなかったと言われています。しかし、死は病院で起き、葬儀も教会や葬儀会館で行われるために日常生活の中で死を経験することがほとんどなくなったため、死を未知なるもの、非日常的なものとして、「怖さ」を感じるようになり、死を受容するということが困難になったと言われています(1)。

つぎに、コロナ禍によって葬儀事情(2)、特に看取りということにおいてどのような変化が生まれてきたかということについて概観いたします。もちろん、三年前のように、病院にも入られない、病室にも入られない、タブレット越しに看取るというような状況ではなくなってきました。三密を避けるということが叫ばれ、人が集まることに対する警戒感が高まったことが葬儀や看取りに大きな影響を与えました。キーワードとして個人化、多様化、小型化、単身化、オンライン化、格差拡大等が挙げられます。しかし、これはコロナ禍前からあったもので、コロナ禍がもたらせたものではありませんが、コロナ禍が拍車をかけたと言っていいと思います(3)。

すでにテレビコマーシャルなどで、「小さなお葬式」「家族葬」という言葉が聞かれ、葬儀の流行になりつつあるのではないでしょうか。そして、コロナ禍の中で教会から葬儀の連絡を受けたときも「ご家族のみで執り行われます」「参列はお控えください」という言葉を目にし、耳にしました。そして家族で葬儀を行ったあとで、報告を受けるというケースも出てきて、後で聞いた人は少し寂しい思いをすることもあります。そして、葬儀にはたくさんの人に声をかけ、大勢が集まる、葬儀に出席するということがすべてに優先するというような常識から、コロナ禍が収束したとしても、できるだけ小規模で行うという傾向へと変わっていくのではないかと思われます。

この傾向には、二つの側面があると言えます。もともとそれほど宗教にこだわりがなかった人、教会であれ寺であれ関係を切りたいと思っていた家族にとっては、宗教と縁を切るよいチャンスになったのだと言えます。そういう意味では、葬儀が個人化されていく傾向です。宗教との結びつきが強かった家族共同体、地域共同体が崩れて、葬儀が個人のものになったといえます。小型化、スピード化されたとしても、家族にとっては死者との別れの時を質的に豊かに持つ必要があります。それにもかかわらず、葬儀の小型化によって、葬儀は「弔う」「悼む」「送る」ことから、「処分」へと重点が移りつつあるのではないかと思います。

そして、もう一つの面は、本当に質のよい葬儀、また遺族ケアというものが求められているということです。大きな規模の葬儀を運営し、伝統的な「正しい」葬儀を行うことではなく、その遺族に寄り添うことができる質的に豊かな葬儀が求められています。

このような時代にあって、そしてある意味これまでの葬儀が崩壊したコロナ禍の中で、教会が牧会的な課題としてもう一度自分たちはどのような葬儀、また看取りや、送りの時間を提供するのかについて考え直したいと思います。今日はそのために「周死期」という言葉をキーワードにお話しいたします。

周死期ケアとは何か

周産期ケアという言葉があります。出産を境にして、婦人科と小児科で分かれていた医療的ケアを一体として考え、妊婦と新生児を共にケアするものです。この考えを死別ということにも応用して考えたいと思います。臨終を境にして、死を迎える人と死別を経験する人に対するケアを周死期ケアと名付けてみました。

フランスの哲学者ジャンケレビッチは、死をそれを経験する主体に基づいて三つに分類しています。自分自身の死を経験する「一人称の死」、愛する人との死別を経験する「二人称の死」、そして他者の死としての「三人称の死」です。そして、この三つの死のうちもっとも私たちにとって重要かつ問題となるのが「二人称の死」であると述べています。[4] 柳田邦男は、ジャンケレビッチの考えを援用して、「二・五人称の死」の必要性を述べています。つまり、二人称として直接死を経験するわけではないけれども、かといって他人事として一般化せず死に関わることができ、二人称の死に付き添うことができる存在です。[5] つまり、教会や牧師です。このような存在は社会の中でも希有な存在であり、教会や牧師は、この周死期に二・五人称の存在として関わることが許され、また求められています。

ドイツの牧会学者のケルスティン・ラマーは、アメリカでの病院チャプレンとしての経験に基づいて、臨終の時、死の瞬間やその直後、つまり周死期におけるケアがいかに重要であるかを強調しています。様々なケースがあると思われますが、死が決定的になり、そこから後戻りすることができないこと、受け入れられない状況を受け入れることが求められる危機的な状況の中で、遺族の側にいて慰め、その人の死の受容、また死を経験した自分自身を受け入れる経験に寄り添うことは最も重要な場面だと言えます。ラマーはこの周死期をこれから遺族が経験するグリーフ

T	死を理解することを助ける（現実化） Tod Begreifen helfen
R	反応を表す場を与える（開始） Reaktionen Raum geben
A	喪失の容認を言葉にする（確認） Anerkennung des Verlusts äußern
U	進行過程を支える（前進） Uebergänge unterstützen
M	故人を思い出し、故人の話をすることを勇気づける（再構築） Erinnern und Erzählen ermutigen
A	危険（リスク）と資源（リソース）を評価する（査定） Risiken und Ressourcen einschätzen

悲しみを抱える人に寄り添うための課題

プロセスのキーポイントとして見ており、この周死期においてどのようなケアを受けるかということが、これからのグリーフワークの過程において遺族の精神的かつ身体的な健康に大きな影響を与えるというのです。しかし、牧師として、また教会が、まさにその臨終の時に立ち会うということは滅多にありません。その瞬間というよりも、周死期という概念からいうならば、その前後の時間、ゆるやかな流れからいうと数週間、集中的な状況では数日という幅を持った臨終の時におけるケアが重要であると言えます。もはや医学的・看護的ケアができない状況の中で、牧会的ケアの役割が大きくなってきます。ラマーは、教会こそこの周死期において遺族に付き添い、牧会的なケアを提供しなければならないと、その必要性と可能性を説いています(6)。

ラマーは、キューブラー＝ロス、シュピーゲル、ボウルビィ等がこれまで悲嘆を段階として理解していたことを批判的に検証し、グリーフワークにおいて右頁の六つの課題に注目すべきであることを訴えています。

これは単に遺族が悲嘆と向き合い、克服するための課題ではなく、遺族に寄り添おうとする者、つまり二・五人称の死を経験する者が意識すべき課題でもあると主張しています。そしてこれが時間的な経過に従って、上から下へと進んでいくものではなく、らせん状に繰り返し繰り返し経験するものです。つまり、グリーフワークとは、らせん的な経験であり、悲しむ者に寄り添おうとするならば、その繰り返しおこってくる経験を共有する時間、機会、場が必要であるということです。

第一の課題である「死を理解することを助ける（現実化）」は、末期の水や枕経という儀礼がその場と時間を提供しています。キリスト教ではその伝統の影響を受けて行われている臨終の祈り、枕頭の祈りがそれに当たります。納棺式や出棺式、また伝統的な湯灌、柩に花を飾る、火葬前式、火葬後式（骨揚げ）においても死を現実のものとして受け入れる一つの機会や場として他の人の付き添いのもとでなされています。そして、こういう一連の儀式が、日本の場合、繰り返し繰り返し行われており、そのゆっくりとしたプロセスが必要です。そして、先ほど述べたような、死者という存在と共に生きるプロセス、生きている人とは違う関わり方で共に生きるプロセス、それを尊重し、共に付き添っていくことが重要だと言えます。

「反応を表す場を与える（開始）」においては、「悲しみの表出を援助する」ことが必要です。ラマーは、この課題における悲しむ者との牧会的な対話に注目しています。確かに、今日の状況においては、悲しみと向き合い、それを表出するためには専門的なカウンセリングを受けることが必要です。葬儀という儀礼は、悲しみをある定められた服装や言動を通じて他者に理解できる形で表現する機会を与えています。儀礼は、悲しみや、不安、恐れ、罪意識や怒りといった自分では制御することのできない感情を整えて表出する手助けをすることができます。また他者がそのような感情を受け入れ、理解し、そして悲しむ者と共にいることができる時と場所でもあります。

わたしたちが避けなければならないのは、個人化、葬儀の簡略化が進む社会の中で、悲しみを抱えて激しい感情と一人で対峙しなければならないことです。そのためにも確かにわたしたちには専門的なカウンセリングが必要ですが、儀礼は治癒的な役割を持っており、人と共にゆっくりと段階を経ていくプロセスは、遺族に悲しみを表出する様々な機会と場所を提供してくれます。いくつもの儀礼がゆっくりと段階を経て行われ、そこに人々が集まってくることは、遺族が社会的に孤立することを防ぐとともに、第三の課題「喪失の容認を言葉にする（確認）」と第四の課題「進行過程を支える（前進）」に向かう機会を与えてくれます。

第五の課題である「故人を思い出し、故人の話をすることを勇気づける（再構築）」と第六の課題「危険（リスク）と資源（リソース）を評価する（査定）」ことは、簡単に行われることではなく、時間を必要とし、繰り返し行われなければなりません。葬儀やその他の様々な死者儀礼には、家族や多くの友人・知人が参列します。そこでは、故人の思い出が語られます。それは死別による悲嘆と喪失を経験した人々のまだ整理されていない感情を表現することを助けることになります。そのような会話や思い出を泣きながらまた笑いながら語り合うことによって、遺族は他の人々も同様に同じような経験をしていることを知り、またそのような人々からの言葉を聞くことは、共感と慰めを与えてくれます。

死には様々な形があり、一つのパターンに閉じ込められるものではありません。しかし、これまでにない高齢化した社会、さらに今後医療が治療よりも、予防に力を入れることを考えると、家族はすでに長い間二人称の死に対峙し、それを受容しなければならないプロセスを経験することになると思います。家族は医師から病名を告げられたり、余命を告げられたり、段々と弱っていく姿を見なければなりません。そして、この経験は当人の死をもって終結するものではなく、死後もっと長く家族は愛する者の死と向かい合っていかなければなりません。

その一方で、スピード化、個人化、簡略化が進んでいくと、葬儀そのものが整理されていくかも知れませんが、二人称の死に対するケアが弱くなっていく可能性があります。教会も葬儀という通過儀礼を行う場にとどまってしまい、本来の牧会的役割を果たせなくなってしまうことがあります。長期にわたる周死期ケアの必要性を考えるならば、教会は二人称の死を経験している家族に対するケアを牧会の課題としてとらえ、その歩みに寄り添っていく必要があります。もちろん、それはなにかをルーティーン的に行うのではなく、葬儀以降のグリーフワークや具体的には記念会や命日などを牧会の重要な機会と見なし、それぞれの遺族の状況に応じた対応が求められます。教会はその機能も、能力も協力者も持っています。それは、遺族のグリーフワークを教会が指導するということではなく、「あなたがどこに行ってもあなたの神、主は共にいる」（ヨシュア一・九）という神の祝福を、教会が人々が体験できる形で表現するためです。

死と向き合うために――愛する人は死なない

牧師や教会が、周死期に牧会的ケアをする上で、最近の悲嘆研究に目を向けたいと思います。日本における死者儀礼や葬儀について考えるときに、その異教的要素を排除する傾向とむしろ積極的に取り入れていこうとする傾向があります。現代はキリスト教が単に他宗教的要素を取り入れるのではなく、そこにある日本人独特な死との関わり方、死を受容する際の知恵であったり、大切にしてきたことを見直そうとすることが大切だと言えます。そして、そのような知恵を、これまで欧米中心であった悲嘆研究や悲嘆ケアを補完するものとして評価しようとする動きもあります。そのような最近の悲嘆研究から学んでみたいと思います。

これまでの悲嘆研究では、故人に対する執着から解放され、故人を忘れて新しい生活を送ることが勧められてきました。しかし、アメリカの宗教心理学者のデニス・クラスは、それを悲嘆研究の楽観主義として批判しています。[7]つまり、アメリカなどの悲嘆ケアの中で、悲嘆は癒されるという誤解があったのではないかというのです。悲嘆そのものは苦しいわけですが、悲嘆を否定し、悲嘆をぬぐい去ることができないことにさらに苦しんでいると言えます。しかし、デニス・クラスは日本人の死者との関わりを研究する中で、日本人が故人を忘れることで悲嘆から脱出しようとしているのではなく、むしろ故人との絆を継続させていくという「続いていく絆[8]」を大切にし、悲嘆と共に生きていることに注目します。クラスを日本に紹介したカール・ベッカーもクラスの考えを受けて、悲嘆を克服するためには、意識的に死者を忘れようとしたり、死者がいない新しい生活を構築するのではなく、むしろ儀礼や祈りという整えられた宗教的行為の中で、死者と対話し、その関係を継続していくことが必要であると言っています。もういなくなってしまったのではなく、心の中でその人が存在し、語りかけ、それこそ食べ物をや飲み物を喜ぶというリアリティを持って故人との関係を継続することが健全であり、悲嘆を克服したり、治したりするのではなく、悲嘆と共に生きることを再評価するのです(9)。

それは、復活したイエスがトマスや弟子たちに自分の傷跡を示したように、復活によって傷が無くなるのではなく、その傷と共に生きていく姿を示されたことにも繋がるのではないかと思います。

このデニス・クラスの研究を受けて、京都大学のこころの未来研究センターの教授であるカール・ベッカーは次の四つの点について、日本人の知恵を現代に活用することを語っています(10)。

（ア）グリーフケアとしての葬送儀礼

人が集まって、語り合うことによって精神の安定が得られます。ベッカーは、アメリカやイギリスの病院で患者が余命三ヶ月ぐらいから、月一回医療関係者と家族や親しい人が集まり、患者を囲んで計七回のパーティーを開催していることを紹介しています。月一回ですから、四回ほど残るわけですが、それを死後のケアとして行っているということです。まさに、周死期ケアの実践的な例だといえます。日本では、死後、初七日や四九日などという法要が行われていましたが、最近はそれも簡略化されたり、省略されつつあります。経済的な負担であったり、その準備の大変さもあると思いますが、本質的なところではこういう儀礼が持っていたグリーフケア的な機能を抽出し、それを教会の中で活かしていくことが必要だと言えます。

（イ）悲嘆の経験的側面

日常の死にまつわる言説を否定しない。死を間近にする人や遺族の方とお話ししていると、お迎えにくる、故人のことが聞こえる、枕元に立っている、チョウチョやトンボなど飛ぶものとして魂が家に来たといわれることがあります。それを否定するのではなく、そのような言説をむしろ用いて患者や家族の希望や慰め、癒しを育んでいった方がいいと言われています。パウロのIコリ三・二「わたしはあなたがたに乳を飲ませて、固い食物は与えませんでした。まだ固い物を口にすることができなかったからです」とあるように、悲嘆と不安の中にある人に神学の言葉は固すぎるとおもいます。しかし、そこに留まるわけではない。そこから復活の希望、神学へと導いていく必要があります。

（ウ）悲嘆の哲学的側面

死の意味に対する答えを見出す助けをする。死に接して、そこには「なぜ私が、なぜ今、なぜこの人が」というスピリチュアルな問いがあります。そこにキリスト教の言葉、信仰の言葉は意味を持ってきます。宗教、聖書と科学との関係の中で、対立的に考えるのではなく、補完的な知が必要ではないかと思います。ヨブ一・二一「わたしは裸で母の胎を出た。裸でそこに帰ろう。主は与え、主は奪う。主の御名はほめたたえられよ」という言葉は当時の死の理解と現実のすべてであった。その内、科学がこの言葉の何割かを語るようになってきたけれども、それがすべてではない。そこで語り尽くされていないものを語り補うことが宗教にはできます。

（オ）日本人の「あの世」への希望

死が近づくと誰もが死後の自分の存在について考えます。その際に「あの世」「天国」という言葉を用いられますが、それを非科学的であると否定するのではなく、それについて語り合うことは大きな意味を持っています。またそれを語る語彙をキリスト教において養うことも必要です。教会の中では「天国での再会」ということが語られます。しかし、これもあくまでも復活信仰への入口であって、ここに終着点があるわけではありません。このことを段階的に、ゆっくりと導いていく、またそのことについて考え、牧師も教会も復活と共に「天国での再会」「悲嘆との共生」を考えるときに、語るべき言葉が紡ぎ出されてくるのではないかと思います。

教会への提言

以上の点から、教会への提言として次の二つのことを提言いたします。

- ゆっくりと死と向き合い、死者を弔い、送る葬儀を大切にする。
- 葬儀の規模、華やかさから、別れの時として質的な充実を目指す。

注

(1) カール・ベッカー、千石真理「日本人の死生観」カール・ベッカー編著『愛する者は死なない』、晃洋書房、二〇一五年、一―八頁を参照。
(2) 碑文谷創「コロナ禍と葬儀に与えた影響」、日本葬送文化学会会誌編集委員会編『葬送文化 第22号』、日本葬送文化学会、二〇二一年二月五日発行、二五―五八頁。
(3) 同書、四六―四七頁。
(4) ウラジーミル・ジャンケレヴィッチ著・仲澤紀雄訳『死』、みすず書房、一九七八年、二四―三七頁を参照。
(5) 柳田邦男「『ゆるやかなつながり』が生き直す力を与える」、柳田邦男他編『悲しみと共にどう生きるか』、集英社、二〇二〇年、三四―三九頁を参照。
(6) ケルスティン・ラマー著・浅見洋・吉田新訳『悲しみに寄り添う――死別と悲哀の心理学』、新教出版社、二〇一三年、二四―三一頁、一一六―一四五頁を参照。
(7) デニス・クラス「悲しみと慰め」、カール・ベッカー編、前掲書、二六―二七頁を参照。
(8) 同書、二一〇頁。
(9) カール・ベッカー、前掲書、一二―一五頁を参照。
(10) 同書、一六―二四頁を参照。ただし「悲嘆の医学的側面」については今回の講演では省略した。

現場報告

生から死へのグラデーションを、共に歩む

汐碇直美

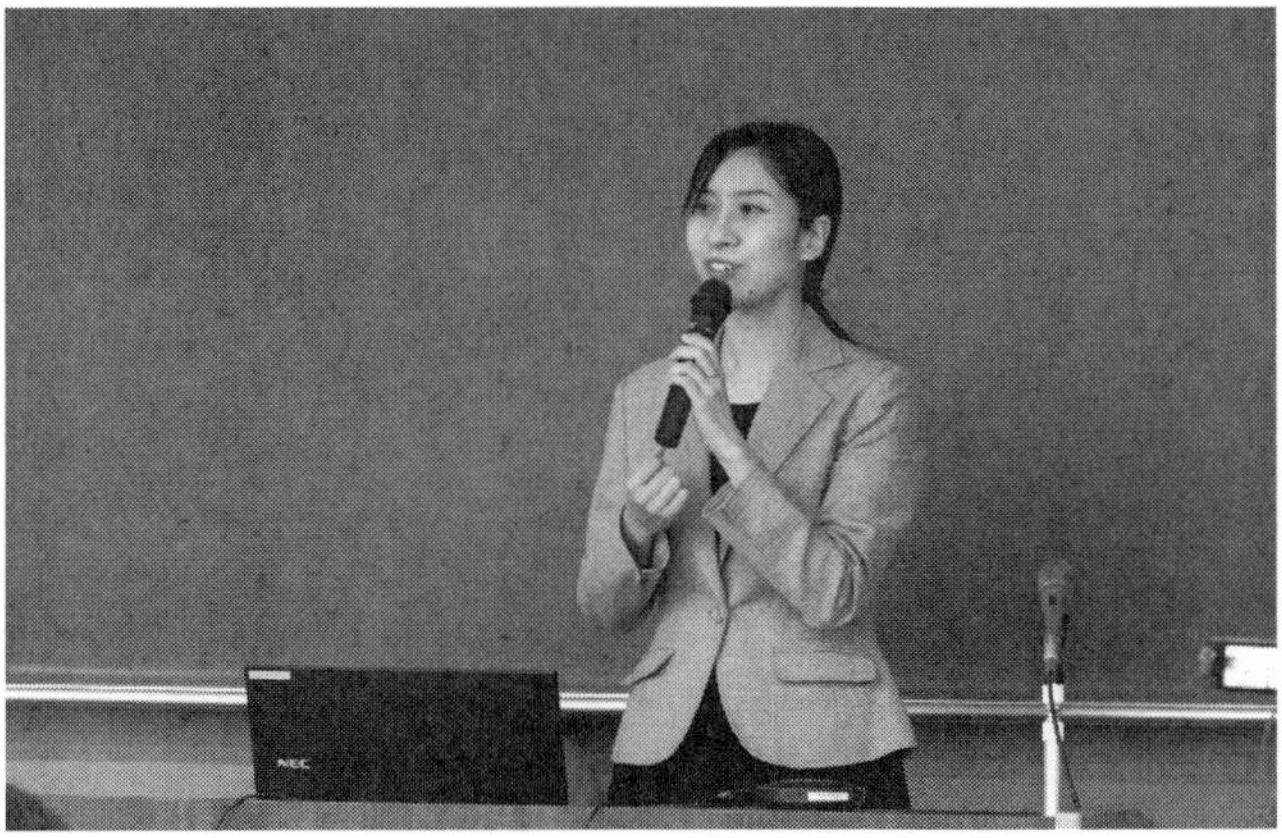

汐碇直美（しおいかり・なおみ）
奈良市生まれ。大阪女学院短期大学にてキリスト教と出会い、その後関西学院大学神学部に三年次編入。2013 年 3 月関西学院大学大学院神学研究科修士課程修了。日本基督教団神戸栄光教会伝道師、医療法人愛和会愛和病院（長野市）チャプレンを経て、2019 年 4 月より日本基督教団奈良教会主任担任教師。宗教法人在日本南プレスビテリアンミッション淀川キリスト教病院チャプレン、公益財団法人奈良 YMCA・社会福祉法人奈良 YMCA チャプレン。（所属は講演当時のものです。）

自己紹介──臨床牧会実習をきっかけに

私は現在、奈良教会と淀川キリスト教病院という二つの現場で働いています。今の働きにつながる大きなきっかけとなったのは、大学院一年目の夏に受けた、一週間の「臨床牧会実習」でした。二つの病院で、実際に患者さんの訪問をさせていただくという経験をしたのですが、実は私自身は、病院の働きに最初から興味を持っていたわけではありませんでした。「牧師になるんだったら、つらい思いをするけれど、受けておいた方がいいと思うよ」という先輩方の勧めの言葉を受けて、半ば強迫観念に駆られるようにして受講したのです。

その実習中、私はある失敗をし、逃げ出したいような気持ちになってしまいました。しかし患者さんが関わることですから、そうは問屋が卸しません。そこで私は思い切って、先生や実習仲間に「助けてほしい」と、声に出してヘルプを求めました。その時私は、そんな自分のことを初めて「よくやった」とほめることができたのです。こうして私は、仲間や自分自身、そして神さまを信頼することが少しずつできるようになっていきました。このように、人と関わることの豊かさを思いがけず知ったことが、私にとって大きなターニングポイントとなり、病院での働きに関心を持つようになりました。

また、初任地の日本基督教団神戸栄光教会で数々のご葬儀に立ち会ったことも、私にとって大きな経験となりました。私自身が葬儀の司式をするということはほとんどありませんでしたが、この経験を通して、悲しみの中にも確かな神さまの恵みと慰めがあるということを知ることができました。その後は、長野市の医療法人愛和会愛和病院という小さな緩和ケア専門病院で、三年間チャプレンとして働くこととなりました。そして約四年前から、奈良教会の牧師と、また同時に淀川キリスト教病院の非常勤チャプレンとしても働き始め、今に至っています。

病院での働きから

ここで、二つの病院での働きについてご紹介させていただきます。まず患者さんとの関わりについてです。「チャプレンの働き」と聞いて皆さんが真っ先に思い浮かべられるのは、患者さんの枕元で、一対一でお話をうかがうことではないかと思います。愛和病院では、病棟からそのような依頼を受ける機会ももちろんありましたが、比重としては少な目で、患者さんとの主な関わりは、日々のお茶会や行事など、実に日常的なものでした。患者さんの中には入退院を繰り返す方もおられますが、チャプレンとして関わることができるのは、長くても一、二年程度です。ほとんど毎日のように複数の患者さんが亡くなる厳しい現場でしたが、しかし日常的に笑い声のある、明るい病院でもありました。見学に来られた方々が「ホスピスってこんなに明るいんですね」と、よく驚いておられました。

一方、淀川キリスト教病院では、一対一での患者さんとの関わりが働きの中心となっています。また、個人病院である愛和病院から、総合病院である淀川キリスト教病院に来て、いろいろな違いに驚きましたが、私にとってもっとも大きな学びとなったのは、（ごく当たり前のことですが）「病気はがんだけじゃない」と知ったことでした。がん以外にも、様々なご病気の患者さんとの出会いがありました。また、治療を終えて退院される方に、「退院おめでとうございます」と言って見送ることのできる喜びも、淀川キリスト教病院に来て初めて知りました。慢性病で入退院を繰り返している方とは長い付き合いになることもあります。がん患者さんについても、淀川キリスト教病院の場合は、まだ一般病棟におられ、手術や抗がん剤、放射線治療などをされている段階から関わることができるという点も、愛和病院と異なっています。退院後も外来に来られた時には引き続き関わりを持ちますし、そこから徐々に病状が進んでホスピスに入られてから看取りまでと、息の長いお付き合いをすることができています。

教会と比べますと、病院での関わりは短期間で、かつ密度の濃い関わりをすることができると感じています。現在コロナ禍のため、ホスピスでは一回の訪問時間が一五分以内と定められているのですが、私は週三日勤務ですので、それでも一週間で四五分です。一人の方と毎週必ず四五分、それも一対一でお話しするというのは、教会ではあまりないのではと思います。そのような濃い交わりができるのは、この仕事ならではの楽しさ、やりがいを感じるところでもあり、またたからこそ、時に難しいと思わされるところでもあります。

愛和病院でも淀川キリスト教病院でも、患者さんが亡くなられた後、ご家族の希望があれば「お別れ会」をしています。これはご家族やスタッフと共に、短い礼拝形式で行うものです。愛和病院の場合は半数近くの方がご希望くださり、できるだけ毎回、お別れ会の前にご家族から患者さんのお話をうかがって、その話をメッセージに反映させるようにしていました。お話をうかがう時間も、ご家族にとってグリーフケアの一環となれば、という思いも持っていました。また身寄りのない方など、いわゆる「直葬」の場合には、お別れ会が葬儀の代わりのようになったり、病院で納棺式を行うこともありました。身寄りのない方の場合でも、市役所の方や病院スタッフが関わってくださるのを間近に見て、「人は一人では死ねないのだな」と実感し、「こうして誰かが見送ってくれるのだ」という安心感を抱くことができました。

淀川キリスト教病院の方では主にホスピスと、数は多くないですが一般病棟でもお別れ会をしている他、産科病棟では死産の赤ちゃんのお別れ会をしています。赤ちゃんのお別れ会については、私自身はごくわずかな経験しかしていませんが、ホスピスの患者さんの場合とはまた全く違ったつらさを感じながら、司式を務めました。

教会での働きから

教会の働きの特徴は、病院と比べると、やはり息の長い関わりができるということです。病院の患者さんの中にも、何十年もの関わりを持っているという方も時たまいらっしゃいますが、やはり教会の方が十年二十年と、より長いスパンで関わることができると思います。また教会では、葬儀諸式の役割も大きなものでしょう。

今日は、二〇二二年一一月から奈良教会で始めました、奈良いのちのサロン「ひかりの風」という取り組みについてご紹介したいと思います。これは、毎月第四土曜日の午後二時から四時まで、ご病気を抱えている方やそのご家族、医療関係者、また大切な方を亡くされたご遺族の方などが集って、思いを自由に話すことのできる場として行っています。数年前に、クリスチャンドクター・樋野興夫先生の『教会でも、がん哲学外来カフェを始めよう』を読んだことがきっかけで、私はこのような会を奈良教会でもやりたいと思うようになりました。ただ、見学に行こうと思っている頃にコロナ禍が始まってしまい、以来数年間、一人胸の内でこの計画をあたためていました。しかし、たまたま知人に「実はこういうことをしてみたいと思っている」と話してみたところ、「こういう（コロナ禍の）状況だからこそ、必要としている人はいるのではないか」と後押しをしてくださったのです。そこで思い切って教会に相談を持ちかけ、昨年ようやく始めることができました。樋野先生は、患者さんが思いの丈を吐き出す場所と時間が病院の中にはなかなかないと気づき、病院以外の場所で話ができるところを作ろうと思われたのだそうです。「がん哲学外来カフェ（メディカルカフェ）」は今や教会などを中心に全国に広がっています。最初はこのグループに入れていただく方法を考えていましたが、前述のように淀川キリスト教病院でがん以外の患者さんとも出会う中で、せっかくするなら、どのようなご病気の方にも開かれた場所を作りたいなと思い、がん哲学外来カフェの認定申請はしないことにしました。

その時にもう一つ思い出したのが、愛和病院での毎日のお茶会の光景です。お茶会は、日々の何気ない世間話も、命のことも死のことも、何でもフラットに話せる場所でした。あの空気をもう一度作りたいなと思ったことも、私にとって大切なモチベーションとなりました。

ところで、このサロンではご遺族の方も対象にしていると先ほどお話ししました。愛和病院ではご遺族同士が集まってお話をするグリーフケアの会もしていて、私も少し関わらせていただいていました。このサロンの準備を始めた頃から、そのことも頭にあり、ご遺族の会もしたいなと思っていたのですが、まずはメディカルカフェの方を先に始めて、ご遺族の会はいずれできたらいいなと思っていて、この話はまだ教会ではしていませんでした。ところが、今回このサロンを始めるにあたって、同じような取り組みをされているある教会を見学したのですが、そちらでは、ご遺族の方も同じ会に集っておられたのです。患者さんやご家族のテーブルと、ご遺族のテーブルと分けておられるのを見て、「なるほど、こうすれば同時進行で両方できるのか」と気づいて、私たちも真似をさせていただきました。実際にご遺族の方がサロンに足を運んでくださるようになり、ご遺族の方も対象にして本当に良かったと思っています。またサロンのポスターをご覧になった方が、「教会で話を聞いてもらえるんだと思って」と、平日に訪ねて来てくださったという嬉しい出来事も、つい先日ありました。

不思議なことに、私の働きは近頃、病院と教会という二つの領域がクロスオーバーしつつあります。病院で関わっていた、洗礼を希望された患者さんを奈良教会で受け入れようかという話があったり（残念ながら、さまざまな事情により実現しませんでした）、退院後に奈良の施設に入所された元患者さんを定期的にお訪ねしていたり、病院のグリーフケア外来に来られている方が、お連れ合いの記念会のメッセージをしてほしいと、奈良教会を訪ねて来てくださったりしています。

生から死へのグラデーション——ホスピス・緩和ケアの理解をヒントに

ところで、今日のタイトルの「生から死へのグラデーション」という言葉ですが、この言葉はホスピス・緩和ケアの理解をヒントに思いついた言葉です。この言葉を聞いて、「生から死ってグラデーションなの？　別なんじゃないの？」と思われる方もいらっしゃったのではないでしょうか。もちろん、生と死は全く別のものです。けれどもよく考えてみますと、ある瞬間にいきなり生から死に移り変わる、ということではないように思うのです。三つの「死の判定基準」と言われているものがあります。呼吸の停止、脈拍の停止、瞳孔の拡大。これらすべてが同時に起こってしまうわけではありません。徐々に呼吸が弱くなり、脈拍を測ることができなくなってい て、瞳孔が拡大していることが確認される。私の中での「死亡確認」のイメージは、心電図がピーっと止まった瞬間に、「○時○分、○○さん亡くなられました」と医師が確認する、ドラマでよく見るような場面でした。しかし実際の臨床の現場では、ご家族が揃われるのを待って、それからその三つの確認をして、「何時何分亡くなられました」と告げられることが多いように思います。またそうやって体の機能が停止していった後にも、最後まで耳は聞こえているとも言われています。そう考えますと、生から死への移行というのは、ある瞬間からパタッと切り替わるものではないように思うのです。

このことを、ホスピスと緩和ケアの理解をヒントに考えてみたいと思います。ホスピスという

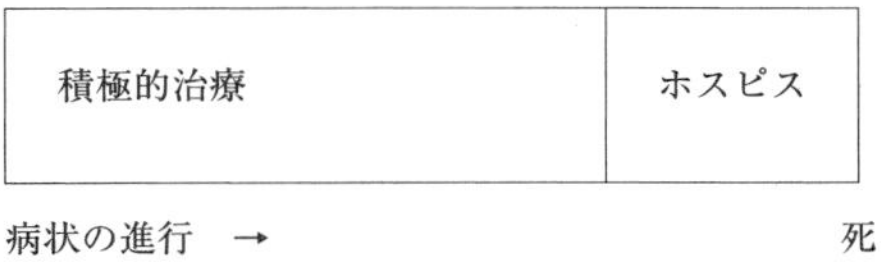

表1
ホスピスの従来のイメージ：「最期を過ごす場所」

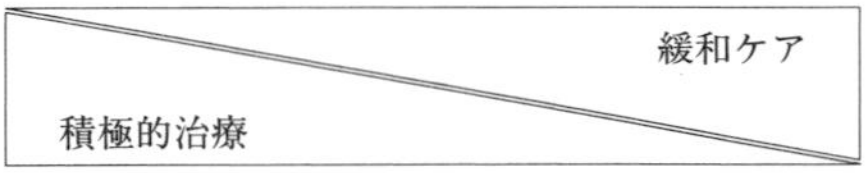

表2
「緩和ケア」：痛みなどを和らげるために必要に応じて、がん治療の初期から行われる

と「最期を過ごす場所」というイメージが強いかと思います（表1）。手術や抗がん剤などの積極的治療ができなくなったら、ホスピスに入る、というものです。しかしこのようなイメージだと、「ホスピスに移りましょう」と言われたら、「もう自分は終わってしまったんだ」と絶望的な気持ちになってしまう患者さんも多くいらっしゃるのではないでしょうか。一方「緩和ケア」の場合は、文字通り、痛みなどを和らげることが目的となります。ですから、終末期はもちろんのこと、必要に応じてがん治療の初期から積極的治療と並行して行われることとなります（表2）。積極的治療の出番がだんだん少なくなっていて、代わりに緩和ケアの役割が大きくなり、やがて死に向かっていく、というのが緩和ケアのイメージです。（※この二つの図は、愛和病院で緩和ケアの説明のためによく使われていた図を再現したものです。）

　私がここで言いたいのは、緩和ケアとホスピス、どちらが良い、悪いということではもちろんありません。少し横道にそれますが、この二つに関しては、がん治療初期からの緩和ケアをもっと普及させつつ、心からのホスピス・ケア（ホスピタリティ＝おもてなし）を受けることのできる、最期の場所としてのホスピスも大事にしていくこと、この両方が必要かと思います。

さて、この緩和ケアとホスピスの理解に重ねて考えてみますと、生から死への移行というのも、私たちの普段のイメージは表1の、いわゆる「ホスピス型」が近いかもしれません。しかし実際には、ある瞬間に突然切り替わるものではなくて、表2の「緩和ケア型」のように、少しずつ少しずつ、グラデーションのように移行していくものなのでしょう。といっても、完全に亡くなった後は、死から生に戻ることができず、不可逆となります。

ハイデガーは人間のことを「死への存在（Zein Zum Tode）」と表したそうです。またよく知られている中世修道院の挨拶に「メメント・モリ（汝の死を覚えよ）」というものもあります。人は生まれた瞬間から、死に向かって歩んでいる存在です。生から死へと向かうその旅路に、主イエスが伴ってくださっているように、私も出会うお一人おひとりと一緒に歩みたいと願っています。

皆さまが経験される看取り、見送り、またその働きが豊かな良いものとなりますように、お祈りをしております。

現場報告

「あとは、やっておきますから」

高見晴彦、小野留緒記

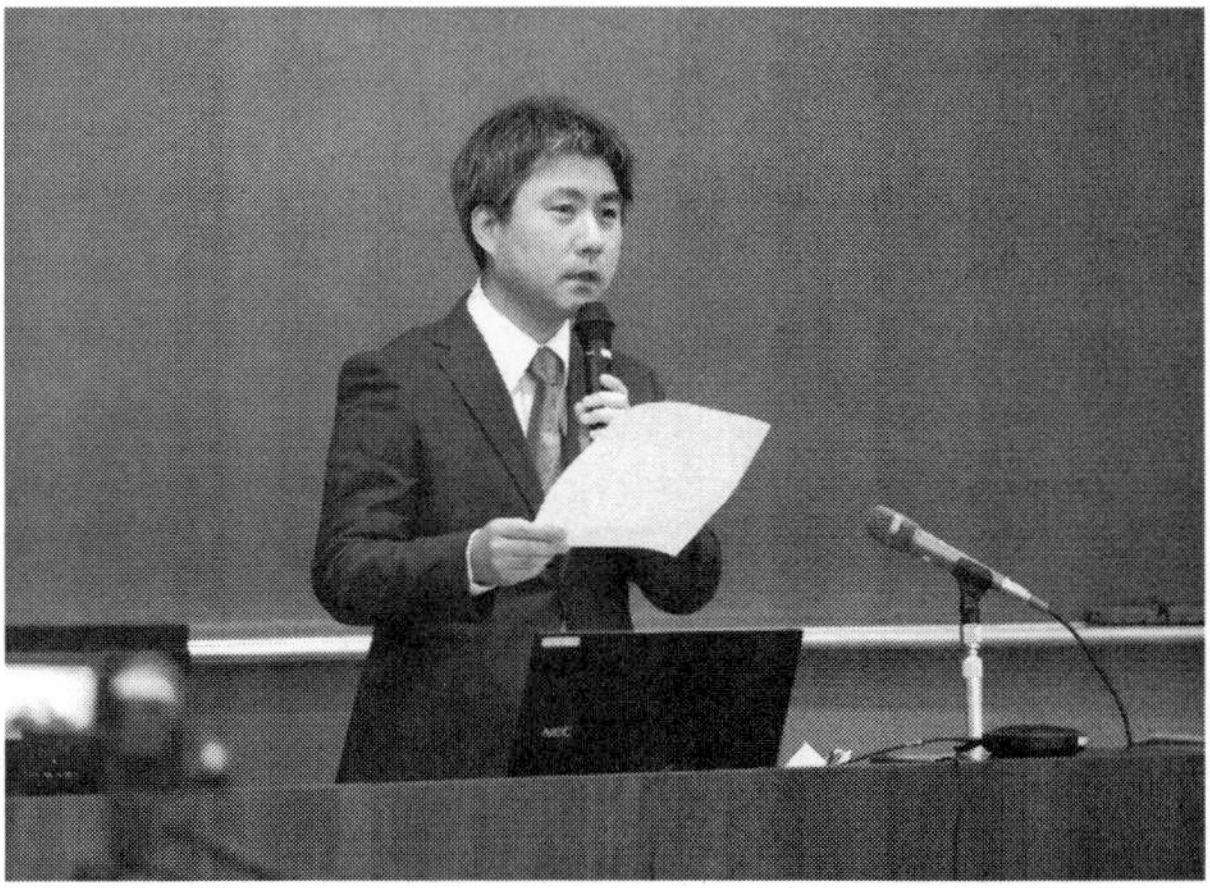

高見晴彦（たかみ・はるひこ）
株式会社シャローム代表取締役

小野留緒記（おの・るつき）
株式会社シャローム

皆さんこんにちは。私は、ここ関西学院大学と同じ兵庫県西宮市にあります、プロテスタントの専門葬儀社、株式会社シャロームの高見と申します。本日はお招きくださりありがとうございます。どうぞしばらくお付き合いください。

早速ですが、皆さんは葬儀社のオフィスに入ったことがあるでしょうか。葬儀のために葬儀社の会館に入ったことはあっても、事務所に入ったことがある方はあまりおられないのではないでしょうか。ですから日頃私たちが社内で過ごしている姿は、なかなか想像できないかもしれませんね。とはいえ、そう特別なことをしているわけではありません。例えば葬儀を請け負っている時には、火葬場の申請書類を整える、生花や霊柩車の手配をする、遺影や会葬礼状を作る、必要な道具を車に積み込むなどします。終わった後には、請求書を作る、戻ってきた道具を整備する、不足している消耗品を発注するなどです。そして葬儀が無い時はというと、新しい商品やサービスを考える、倉庫の整理をする、花壇の植木や草花の世話をする……まあ時には、同業者や取引先の人が来て、麻雀しながら情報交換、などということもあります。

また本日皆さんがこうしてセミナーをなさっているように、私たちも業務に関わる知識や技術を学習するための研修会を社内で行うこともあります。葬儀実務は元より、宗教儀礼、歴史民俗、関係法令、業界の展望や課題、接客や質疑応答、遺体の変化や感染症の知識、ほかにも花の種類や育て方まで、幅広い話題があります。その中で、折に触れて取り上げるひとつのテーマがあります。それは葬儀士、ここでは葬儀を請け負う職業人のことですが、特に教会での葬儀を請け負う葬儀士にとって、最も大切な資質や能力とはなにか、というものです。これは正解を求めるものというより、スタッフ各々が業務に向かう自らの姿勢を見つめ直すための設題ですが、さて、皆さんならばどうお考えでしょうか。

先ほどの学習の内容からすると、実務上の能力、例えば法令や社会制度を熟知して手続を円滑に行えることや、生花を美しく飾ったり、遺体の容貌を整える技術、多数の参列者を的確に誘導できる技術などでしょうか。あるいは、遺族の希望を聞き取り形にする想像力や、取り扱う商品をよく知り、丁寧な説明ができ、遺族の疑問に十分に答えられ、適切な料金で葬儀を請け負えることでしょうか。はたまた、いつ起こるかわからない人の死のために、二四時間三六五日、電話が鳴れば目を覚まし、昼も夜もなく走り回れる体力や気力でしょうか。それとも、信仰に篤く、聖書をよく学び、葬儀の理念や式典の手順をよく理解していること、もっと端的には、そもそもキリスト教徒であったり、キリスト教の専門葬儀社であることでしょうか。

いずれも大切なことのように思えますが、「最も、第一に」というならばなんでしょう。子どもが幼稚園で貰ってくる感染症にかからない抵抗力？　助かりますねぇ。家族で約束していたイベントを急な仕事でキャンセルしても、笑って許してくれる優しい妻や子ども？　ありがたいですねぇ。もう資質でも能力でもありませんね。さておき、私は「遺族、司式者、教会員、参列者そのほか、その葬儀に関わるすべての人たちと、信頼関係を築く力だ」と考えています。

先ほど挙げた実務の知識や技術、気力体力、接客態度などは、なるほど業務を行う上で必要な力ですが、その必要がどこから生じるのかと突き詰めてみれば、それはあくまでも皆さんからの信頼に応えるためであって、知識や技術がいかに優れていてもそれだけでは単なる自己満足に過ぎません。そしてキリスト教徒であること、キリスト教専門葬儀社であることなどは、実のところ、業務を行う能力のように必要であるとすら言えないものです。確かに、例えば遺族がクリスチャンであるような場合には、初めて出会った時に比較的取っつきやすい、共通の話題が探しやすいという可能性はあります。また「自分の葬儀は同じ信仰を持つ人や、キリスト教に理解のある人に手伝ってほしい」という希望をうかがうこともありますから、営業上便利だということは事実です。ただそうだとしても、キリスト教徒でなくとも教会のことをよく知っている人はいくらでもおりますし、どれだけ話が盛り上がろうと実務が十分にできなければどうしようもありません。そして仮に、人物として信頼できない専門葬儀社と信頼できる一般葬儀社、どちらのほうが良いかと問われれば、これは自明のことでしょう。そもそも、この周辺地域などはまだしも、日本全国を見るとキリスト教専門葬儀社がある場所など極僅かなのですから、これが一番の資質だとするならば、日本のキリスト教葬儀の多くは端から満足のいくものではない、ということになってしまいかねません。

とはいえ「信頼」というのも口で言うのは簡単ですが、なにぶん形のないものでもありますから、社内での研修といってもそれは各々の経験から感じたことを話し合い想像を広げていくよりほかありません。その意味では、学習というよりも教会における証のようなものかもしれませんね。本日はそのような話をひとつさせていただきましょう。

さて、かつてある先生がおられました。大きな教会の主任担任教師でしたから、葬儀をお手伝いさせていただく件数も年に一〇件を数えることもありました。簡単な葬儀などそもそもありませんが、数が多いほどに中にはとりわけ背景や人間関係が複雑だったり、スケジュールが厳しいような案件もありましたし、葬儀が終わったその日の晩にまたお電話をいただき、深夜の病院の前でお互いに身体を労り励まし合ってから院内に入ってくというようなこともありました。

葬儀の時ぐらいにしかお目にかかることのない先生も多いのですが、この先生はそうではありませんでした。ある日私が事務所におりますと、一台の車が駐車場に入ってきます。どこかで見たことのあるような車だな、と思っていると、その先生が他の担任の先生方と一緒に降りてこられました。

「やあ、ちょうど近くで会合があってね。確かこのあたりに事務所があったなと思って、せっかくだからみんなで見学にきたんだよ」

「先生、仰ってくだされば茶菓子でも用意してましたのに。コーヒーぐらいしかなくてすみません」

「大丈夫大丈夫、ぼくコーヒー好きだから」

先生は本当に私の顔を見るためだけにわざわざお寄りくださったようで、他の先生方も展示してある資料や葬儀用具を興味深げにご覧になって帰られました。その後も幾度か足を運んでくださり、また私もその教会の近くを通る折りには、用事が無くても世間話をしにお邪魔したものです。

そうして交流を重ねるにつれ、私は先生をいわば苦楽を共にした戦友のようにも思っていましたが、先生がどう思ってらっしゃるかはついぞうかがったことはありませんでした。……いえ、残念ながらもはやうかがうことはできなくなってしまいました。その先生はご病気によって突然に亡くなられてしまったからです。

先生の葬儀の前夜式が終わり参列者が引けた後、我々スタッフも献花をしました。そして翌日に向けたミーティングの中でふと、スタッフのひとりが尋ねました。

「さっき献花の時、先生になんて声をかけたの?」

皆それぞれ、「お疲れさまでした」「お世話になりました」などと語りかけたようでしたが、私はというと「あとは、やっておきますから」だったな、と答えました。

先生が亡くなられる二週間ほど前のことです。その教会から教会員の葬儀の依頼の電話がかかってきました。いつもはその主任の先生からかかってくるのですが、その日は若い担任の先生からでした。「主任がご自分の身体の検査のために入院していますので、私が代わりに司式をします」とのことでした。日頃から忙しくされているし、たまにはそういうこともあるだろうなぁ、と思いながら電話を切って出動の準備をしていると、すぐに今度は主任の先生ご本人から電話がありました。

「教会から聞いてくれてる? そうなんだよ、心配かけて悪いね。明日お腹を開いてみる予定になっててね。葬儀は担任の彼にしてもらうんだけど、ほら、これまでぼくの傍で見てはいても自分でイチからはしてないから、きっといろいろ不安だと思うんだ。助けてあげてくれるかな」

「ええ、もちろんですよ。こちらはちゃんとやっておきますから、ご心配なくご療養なさってください」

「うん、またいろいろとお世話になるけど、よろしくね」

結果的に、これが私と先生との最後の会話になったのです。その時の葬儀は無事に終わり、ほっとしたのも束の間、また数日後に今度は先生のご家族から電話がありました。「検査の結果、すでに残りの日を数えるほどの状態だと医師に言われました。本人も牧師ですから、なにかしら考えていることもあるだろうと思って、葬儀をどうするかと尋ねたら、そちらに頼むようにと言うので、予めお電話したのです」

私は葬儀士として努めて冷静に「わかりました。できる限りのことはさせていただきますね」と応えながら、内心はぼんやりと「先生、その『葬儀はどうするか』っていうのは、教会でやるのか、誰を呼ぶのか、説教や弔辞を頼みたい人はいないのか、遺骨はどうするのか、なんていうことを訊かれてるんであって、葬儀屋をどうするかなんて二の次じゃあないですか……？」などと頓珍漢なことを考えていましたが、ふと我に返り「ああ人間、自分が受け入れがたい事態に直面すると、まったく的外れなことを考えて精神の安定を図るというのは、こういうことか……」と、妙に納得したものです。

数日後に先生のご家族、教会の他の先生や役員、説教予定者らが集まって事前に相談の場を設けるというので、それまでに課題を整理して、現実的なプランをいくつか考えておかなければなりません。あまりに急なことに誰もが混乱しているでしょう。けれども私まで狼狽えるわけにはいきません。「いろいろお世話になるけど」の「いろいろ」が、どこまでのことを思ってらっしゃったのか、それは知る由もありません。それでも、なによりもご自身の葬儀について私を指名してくださったこと自体が、うかがうことのできなかった戦友からの答えだったのだろうと、ここに至ってはそう信じるしかないのです。

そうして様々な備えをし、とうとうその日を迎え……今、前夜式が終わりました。他のスタッフに献花するよう促し、最後に私も先生の棺の前に立ました。

「先生、とりあえずここまで終わりましたよ。まあなんとかなってますよ。どうですか、それなりにご期待に添えてますか。『いや、悪いねぇ』って？　ええ、そりゃあもうね、大変ですよ、本当に。

私も葬儀屋なりに自分の葬儀のことを考える時もあります。もしかしたらいつかひょんなことで、私の葬儀の司式をしてくださるのが先生かもしれないなどと思ったこともありました。けれど逆は考えてなかったですね。年の順からすれば考えても良さそうなものなのに、勝手なものですね。でも、どういっても結局は私のほうが残っちゃったんだから仕方ありませんね。

周りの皆もそれぞれ、辛いながらも自分の役割を頑張ってますよ。ご家族や葬儀委員長はまだ向こうで挨拶してますね。なんせ先生、人気者でしたからね。やっぱり参列者も多かったですし話も尽きないでしょう。先生が気にかけてらっしゃった担任の先生も立派に司式なさってましたね。教会員さんの葬儀も大丈夫そうでしたよ。今後も大変でしょうから頑張りすぎないかは心配ですけれど、私も自分の職能の限りは、これからも先生や教会の皆さんをお支えしますから。

ですからね、どうかご心配なく。……あとは、やっておきますから、今はゆっくりと憩われてください」。

そう、申し上げたのです。

振り返ってみると、先生と一緒に仕事をさせていただく中で最も多く申し上げた言葉が、この「あとは、やっておきますから」だったのではないかと思います。葬儀の打ち合わせの際、先生を交えて式典の概要や日時などを決めた後、ご自身の準備にお戻りいただくため、細かい内容の詰めや費用の打ち合わせについては「あとは、やっておきますから」。火葬場で火葬前式が終わった後、教会に戻られる先生に「あとは、やっておきますから」。葬儀が終わった後も、遺族のアフターフォローを「あとは、やっておきますから」。

そしてその度に先生は「じゃあよろしくお願いします」と微笑んで仰るのですが、特に打ち合わせの中で退出される際には、遺族に対してさらに一言「この方にはいつもお世話になってますから、この教会のこともよく心得てくださってますし、安心して相談なさってください」などと声を掛けてくださいました。これは大変に有り難いことでした。

教職と遺族、教職と葬儀士は何度も顔を合わせていても、遺族と葬儀士は初対面ということは多いものです。親しい人を亡くして動揺しているところに、さらによく知らない相手に頼らなければならないのですから、遺族が強い不安を抱くのは当然のことです。だからこそ、葬儀士が「お任せください」といい、教職が「頼んだよ」という。教職と葬儀士の間に信頼関係があることを周囲にきちんと見せる。この僅かなことが、遺族の不安や緊張を和らげるために大きく役立ちますし、葬儀士もまたその信頼に応えようとより強く思うのです。

実のところ、遺族を安心させたいという教職の想いは似通っていても、時折表現が真逆になるケースもあります。初めて呼ばれた教会で、先生が遺族の前で「今から費用のこと打ち合わせするんでしょう、私も同席させてもらうからね。要る要らないは私からも言うから、とにかく余計なものは売らないように」などと仰ったこともありました。それを聞いて「ああ、この先生は遺族に重い負担がかからないように心配なさってるんだな、教会員想いの良い先生だな」などと思う葬儀士はずいぶん変わり者でしょう。大抵はきっと「なんだいきなり、人を詐欺師か泥棒かのように言って。まったく失礼な人だな」と思っても致し方ありませんし、遺族も「やっぱり葬儀屋は信用ならないんだ、吹っ掛けられるんじゃないだろうか」などと思ってしまい不安が尽きませんね。自分が直接知らない相手が信頼できるかどうかは、間接的に知っていそうな人の、その相手に対する態度で推し量るというのは自然なことです。

恐らくはこの先生も過去にあまり質の良くない葬儀社に当たったことがあるのでしょう。葬儀業界にも確かに一部にはとても良心的とはいえない者はおりますし、同じ業界人としても申し訳ないところです。ただそれは理解できるにしても、多くの真面目に頑張っている葬儀士からすればこう言いたいはずです。「先生ご自身がそんなに心配なら、事が起こる前に予め呼んでくださいよ。一通り商品を説明して、費用はこれぐらいの範囲になりますよ、ってお話ししましたのに」と。その段で「これはこの教会には要りません」と仰るなら「じゃあこちらで施行する際には省いておきますね」で済むことです。相手を知らないなら知らないなりに、先にきちんと話し合ってさえいれば、教職自身も安心ですし、それに伴って遺族も安心できるのです。

また私たちがキリスト教専門葬儀社だと知って、しばしば先生方からはこういった声をかけられます。

「あなたがたのように教会をよく分かっている葬儀社があるのは助かりますね。一般の葬儀社だと、一から十まで傍について指導する必要があって大変ですから」

これはもちろん、親しみを込めて専門葬儀社としての私たちの働きを高く評価してくださっているのですし、実際にご苦労なさった先生方の本音でもあるでしょう。それはとてもありがたいことです。けれども敢えてここで申し上げるなら、実は私はこう聞くたびに少し悲しいのです。なぜならその数だけ、信頼関係を築ききれなかった葬儀社があった。その数だけ、関係者に不満の残る葬儀があった。そう思えることが残念でならないからです。

しかしあるとき、キリスト教専門葬儀社のない地域からこちらに来られたある先生がこう仰ったことがありました。

「あのあたりにはもちろんキリスト教の専門葬儀社なんてなかったけれど、教会でお世話になっていた葬儀社の人はよく私たちの思いを聞いて、頑張っていろいろと考えてくれてたよ」

私はこう聞いてとても安心したのです。ああ、この教会は大丈夫だ。信頼できる良い助け手と巡り会えたんだな、と。

ある人の葬送を行うとき、その葬送に関わる人たちは皆全体でひとつの共同体であると私は考えています。関わる人たちは皆それぞれの思いや考え、信仰を持っていますが、その人を葬るという一点においてはその意思は合致していなければなりません。そして現在の日本社会においては葬儀業も専業化しており、ほとんどの場合その実務の多くの部分について葬儀社の関わりを必要とします。そうであるならば、この葬送に関わる共同体には、遺族や教職、参列者のみならず葬儀社をも含めなければならないことは必然です。

葬儀士が教会のことをよく判らないのであれば、そのことを残念がるよりも、まだできることがあります。彼らを教会に、そして礼拝に招くことです。キリスト教葬儀の中核が礼拝であるなら、実際の主日の礼拝に参加し体験してもらって礼典の内容や雰囲気を理解してもらう。そしてそこに葬儀の要素を加えていくのに実務上の課題も踏まえてどのようにするのがよいのか、それを葬儀士と一緒に考えていくべきなのです。

思い切って近くの複数の葬儀社に声をかけてみるのも良いかもしれません。正直に「いざという時に私たちを助けてくれる方を探していくつかの葬儀社を当たっているのですが、あなたがたもそこに加わってくださいませんか」と仰ってよいでしょう。これで「ノー」という葬儀社であれば、確かにその先も信頼関係を築くのは難しいかもしれません。けれども「お力になれることがあるかは分かりませんが、とりあえずお話だけでもうかがいますよ」と言ってくれる葬儀社がひとつでもあれば、そこが始まりとなるでしょう。

以前、私どもの社で働いてくれていた神学生が牧会に出る際に、私は彼にこう言いました。「向こうに行ったら、忙しいだろうけれどできるだけ早く役員さんや教会歴の長い人にこれまでの葬儀の様子を訊いたり、写真や式次第などもあれば見せてもらいなさい。過去に世話になった葬儀社も訊いて君の方から挨拶に行きなさい。それが専門葬儀社だろうと一般葬儀社だろうと同じことだ。パンフレットをもらったり商品の説明を訊くのももちろんだけれど『この地域の風習や火葬場のルールを知らないので、また必要なときには教えてくださ い』と頭を下げておきなさい。知らない土地、急な葬儀で右往左往する前に、いざという時に君を助けてくれる信頼できる人を一人でも多く見つけておきなさい。それが、延いては君だけでなく、教会員さんたちの豊かな教会生活を守ることに繋がるから」

「分かりました」と出て行った彼も、先日久しぶりに近くの教会の説教奉仕に戻ってきていたところに会いましたが、いつの間にかずいぶんと牧師らしく成長し赴任先でも立派に頑張っているようです。亡くなられたあの先生が彼のこともずいぶんと気にかけてくださっていましたが、これもひとつ、安心してくださっているのではないでしょうか。

今、教会社会も葬儀業界も様々な課題に直面し、非常に舵取りの難しい時代に差し掛かっていますが、だからこそ、教職と葬儀士、両方の想いに触れている彼のような人物が、今後も教会社会と葬儀業界の関係がより良く発展していくための架け橋になってくれたら、と願っています。

いかがでしたでしょうか。皆さんは葬儀社のオフィスに入ったことがあるでしょうか。葬儀士を自分たちの教会の礼拝に誘われたことがあるでしょうか。彼らに対し、私たちを知ってほしい、そしてまた私たちもあなたがたを知りたい、と思われたことがあるでしょうか。自分自身や大切な家族のもしもの時、この人やこの会社に葬儀を頼もう、と思える相手がいるでしょうか。「あとは、やっておきますから」と言ってくれて、皆さんからも「よろしくお願いしますね」と、安心して任せられる助け手を見つけられているでしょうか。

皆さんが教会生活の良きパートナーの一人として、信頼できる葬儀士と巡り会えるよう心よりお祈りしております。

※当日の質疑応答を含めたテキストはキリスト教会葬儀研究所（ＣＣＦＩ）ウェブサイト http://ccfi.jp/ 内に掲載しています。

神学講演

寄り添いを超える ディアコニアの視点から考える看取り・送り

森本典子

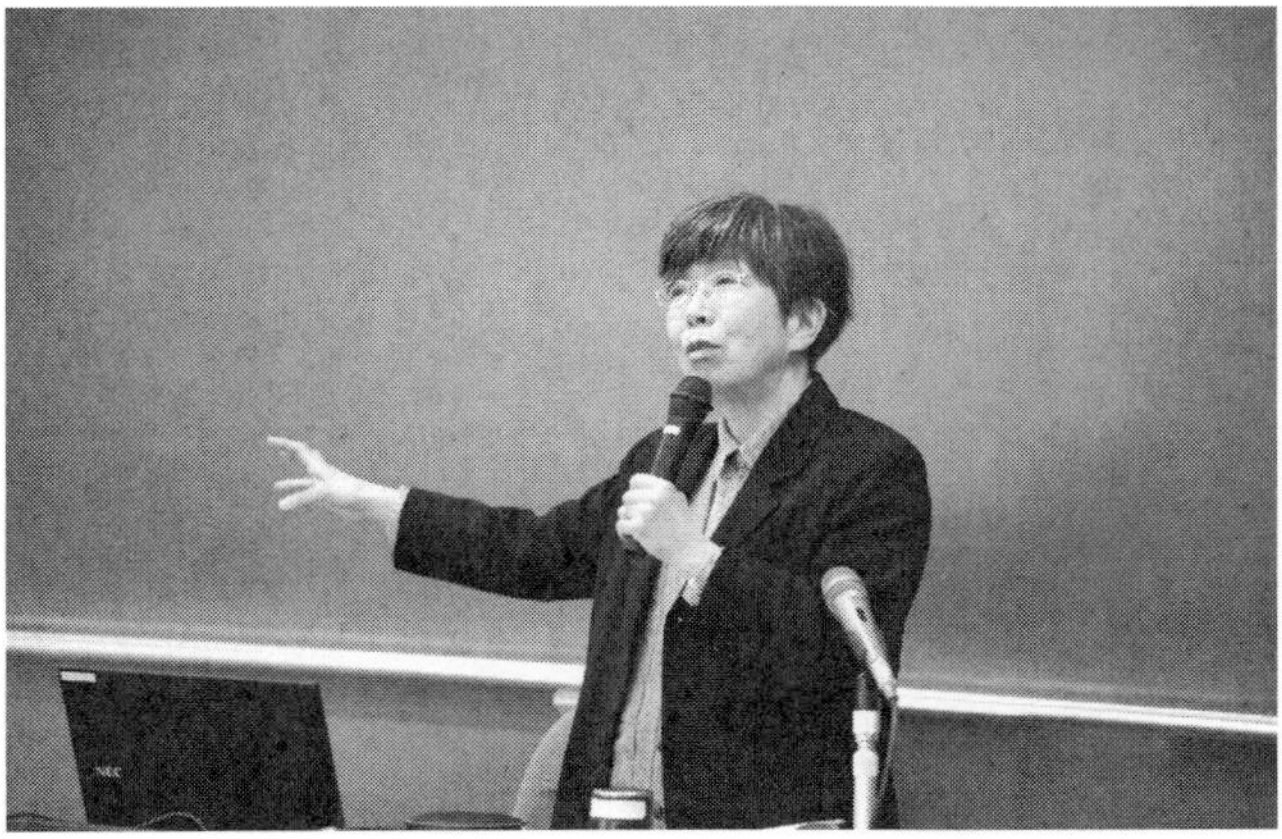

森本典子（もりもと・のりこ）
1963 年生まれ。関西学院大学神学部卒業。同志社大学神学研究科博士後期課程退学。博士（神学）。デンマークディアコニア事業団ディアコニア共同体所属ディアコーン。
日本福音ルーテル教会ディアコニアセンター喜望の家、デンマーク国民教会ゲッセマネ教会に勤務。2022 年より関西学院大学神学部専任講師。

二〇二二年から関西学院大学神学部で専任講師をしている森本典子と申します。現在、関学の神学部には、ディアコニア・プログラムというものがあるのですが、私は、主にそのプログラムに関連する授業を担当しています。

看取りと送りというテーマで話してくださいということでした。もともと実践現場の人間であり、どのようなお話ができるのかと考えていましたが、今日は「寄り添いを超える」というテーマでお話ししようと思います。はじめにこのテーマを選んだ理由をお話しします。次に、当事者として私的な看取りと送りの体験をご紹介したいと思います。さらに「寄り添い」について、学生時代の先輩とのかかわりから考えたことをお話しし、最後にディアコニアの視点から寄り添いについて考えてみたいと思います。

なぜ寄り添いを超えるのか

最近、看取りや送りの場面で「寄り添い」という言葉がよくつかわれるように思います。「寄り添いたい」「人に寄り添える人間になりたい」という言葉もよく聞くのですが、「人に寄り添う」とはどういうことなのか、寄り添うことによって「わたしは何を目指すのか」という問いになると具体的な話はなかなか出てきません。

広辞苑によりますと「寄り添う」は身体的な概念で「ぴったりそばにいる」と記されていました。ほかに調べてみると「相手のニーズを理解する」「共感する」などという意味もあるようです。「寄り添う」という言葉は幅の広いものといえるかもしれません。

しかし、私自身はこの寄り添いという言葉に居心地の悪さを感じることがあります。というのも、寄り添うという言葉に方向性があるように感じられるからです。「寄り添う」は「私が誰かに寄り添う」「あの人は誰かに寄り添っている」という風に使われることが多いと思います。これは、使い方を間違うと一方的になる恐れがあります。そこが、私が居心地の悪さを感じる原因だと思います。あとでお話ししますが、ディアコニアは一方通行の概念ではなく相互的な関係の構築を目指します。ですので、そのような相互的な関係の中で看取りや送りとはどのようなものなのかを考えたいと思います。

私的経験

看取りと送りに関する私的経験として母の妹であった叔母と私の父の二つの事例を紹介したいと思います。私は、叔母と父が亡くなった時、どの様に看取り、送るのかの責任を負う立場にありました。叔母は二〇一三年七三歳で亡くなりました。父は二〇二二年三月、コロナ第六波と呼ばれる時期に八四歳で突然亡くなりました。まず、叔母を事例にして施設における看取り介護を決心すること、時間をかけて看取り、送るという経験がどのようなものだったのかについてお話しします。次いで、二〇二二年、コロナ禍での看取りと送りがどのようなものであったのかについてお話ししたいと思います。また、二人とも延命についての決断をしなければならない状態だったのですが、その時の私の思いについてもお話ししたいと思います。

具体的なお話を始める前に確認しておきたいのが、救命処置と延命処置の違いについてです。特に、父の入院に際して救命と延命の区別が難しく、私自身がその場で混乱したため、改めて調べてみました。

救命処置は、救急隊が病院へ搬送するまでの間に行う人工呼吸、心臓マッサージ、ＡＥＤの使用などを指すとされています。また、延命処置は回復の見込みがなく、死期の迫った患者に人工透析、胃ろう、輸血、経管栄養などをすることだと書いてありました。叔母のケースでは、延命処置をするかどうかの決断を迫られました。また、父のケースでは、先程も述べたように、救命医から勧められた手術が救命処置であるのか、延命処置であるのかの判断を付けることが難しく、私が混乱してしまうということがありました。

叔母の事例

叔母は生涯独身を通しました。彼女にとっては私が初めての姪だったため、自分の子どものようにかわいがってくれました。そのため、私は叔母を看取るのは自分の役割だと思っていました。よく一緒に出掛けましたし、話もしていましたが、独り身である叔母の真の痛みや不安は理解できていませんでした。叔母は一人で暮らしていくことの寂しさを長年抱えていたようでした。また、自分が亡くなるときに誰を頼るのか、定年退職した後、経済的にやっていけるのかどうかという不安も抱えていようでした。そんな叔母は、定年の数年後に脳出血を起こし、車いすの生活となり、自分の住んでいた家に戻ることができなくなりました。家の構造上、車いすで一人暮らしをすることが不可能だったからです。また、高次脳機能障がいによる認知症の症状も出ました。そのため、三か月ごとに医療介護施設を転々とすることになりました。そして、その経験は彼女の心の中に染み付いていたようでした。私がそれを知ることになったのは、叔母が特養に入居して数ヶ月してからでした。特養に入ってしばらくの間は施設から車いすで脱走しようとしていたようでした。裏口から車いすで出ていこうとする彼女に、介護職員の方が「どこへ行くの」と声をかけると「ゴーホームや」と答えたそうです。そして、叔母が特養に入って三か月ほどたったある日、「典子、私これからどうしたらいいの？　この状態やったら家に帰られへんのやけど」と言ったのです。自分の家に帰りたいけれど、帰れる状態ではないということを叔母は十分理解しており、三か月たった今、どこへ行けばいいのかという不安を抱えていたようでした。そこで、「ここがお家だから、どこへも行く必要はないよ」と答えると、すごくうれしそうな顔をして「そうなんや。ここにずっといてええんや」と納得し、それ以来、脱走しようとすることもなければ、どこへ行けばいいのかと質問することもなくなりました。認知症の人にも霊的な痛みがあり、認知症の人だからこそ抱えている不安というのがあるのだということを知ることができました。

このように様々な不安を抱えながら生きてきた叔母が、特養での食事中に食べ物をのどに詰めて呼吸困難に陥り、入院することになりました。急性期病院でもリハビリ病院でも延命処置をするかどうかが聞かれ、そのたびに私は、延命はしませんと答えました。ところがリハビリ病院で嚥下の練習を重ね、あとひと月ぐらいで特養に戻れるというときに、叔母は再び脳出血を起こしました。そこで再度延命処置をするかどうかを確認されました。今回の延命処置をするかどうかという質問は、それまでの同様の質問とは質の違うものでした。それまでの延命処置の可否についての質問は、万が一のことがあった時にはどうしますかという類のものでしたが、この時の質問は実際に目の前にいる叔母の命をどうしますかというものでした。脳出血を起こし、身体機能が奪われ、嚥下も困難になるなかで、胃ろうをするかどうかを決断しなければなりませんでした。叔母は延命を望んでいなかったので、私たちは叔母の意思を尊重することにしました。つまり、叔母が亡くなるという覚悟をしたということです。その時の私たち家族の心理的負担は今思い出してもとても大きく、本当につらいものでした。私は叔母が死ぬことを選択したのだという思いが随分長い間残りました。当時、この大きな決断について、私には家族以外に信頼できる話し相手がいませんでした。叔母は、最後の時を迎えるために特養に戻りました。特養に戻る際には介護主任さんと話をし、胃ろうや点滴という医療的処置はしないけれども、最後の時を迎えるまでの看取りのケアをするという契約書を交わしました。特養ではこれまでと同じ生活をすることが目標となりました。車いすには乗れなくなっていたので、食事やおやつは部屋に運ばれました。食べることはできないけれども、香りが楽しめるようにとの配慮でした。介護士さんたちも叔母の好きだった音楽をかけたり、枕元でコーヒーを淹れたりといろんなことをしてくださいました。帰宅前に叔母の部屋に寄って挨拶をしていく若い介護士さんもいました。アットホームな環境の中での心のこもった看取りで、いつ亡くなるのだろうというような悲壮感はありませんでした。介護士さんたちの思いは叔母のＱＯＬを最後まで保つことにあり、私たちも家族も安心して任せることができました。二四時間施設の中に滞在することも許されたので、私は夜に泊まり母は昼間に滞在し、一週間ほどで叔母は召されました。叔母は仏教徒でしたので、葬儀は仏式でした。叔母は自分が育った家に住んでいたので、いつもお世話になっているお寺に葬儀をお願いしました。檀家とお寺としての長年の信頼関係があったので、お坊さんは朝早くから駆けつけてくださり、七日ごとのお逮夜もお願いしました。実は、お逮夜を経験する過程で、私が叔母を見放したのではないかという思いが癒されていきました。今から思えば、叔母がこの世にはいなくなったのだということを毎週確認することは、私にとっては大切な儀式だったのだと思います。このような儀式はキリスト教では聞いたことがないように思います。

叔母の場合は、このように時間をかけて看取りと送りをすることができたのですが、父の場合は全く反対でした。

父の事例

父は大工でした。仕事中に屋根から落ちて足を悪くしましたが、それでもバイタリティーがあり、自分で作った杖を頼りにあちこちに出かけていました。しかし、最後の二年間はコロナ禍のため外に出ることもままならず、外出好きの父にとっては不自由だったのではないかと思います。また、二〇二一年から父が亡くなる直前まで母が入退院を繰り返し、あまり一緒にいることができませんでした。最後に母が家に戻ってきたのは父が亡くなる二週間前でした。父は母の退院をとても楽しみにしていました。亡くなる直前まで、退院した母の身の回りの世話をしながらのんびりと暮らしていた矢先の突然の死であり、救急車で運ばれてから二日後に亡くなりました。父にとっては残念だったのではないかと思いますが、それは私たちの想像でしかありません。というのも病院へ搬送されたときには既に意識がなかったからです。

救急搬送される前日の夕方、私が訪問した時、父は食事の準備をしていました。ところが、翌日の早朝に母から「父が起きない」と連絡が来ました。救急車を呼び、私が病院へ同伴しました。担当の救急救命医はもちろん救命のために手術を勧めました。命を救うためには手術が必要だと言われれば、手術をして欲しいと思います。妹と電話で相談し、手術をしてもらうことにしました。その救命医は脳外科の医師に電話をし、手術の要請をしました。しかし、脳外科の医師は、その手術は延命行為であると言ったのです。脳内の出血範囲が広く脳幹にまで達しているので、手術が成功しても回復するかどうかわからないし、家に帰れるかどうかもわからない、そもそも意識が戻るかどうかもわからないと言われました。父は元気な時に、「延命は望まない」と言っていたので、もう一度妹と相談をし、手術が延命行為になるのならばやめようと決断しました。その後、父は救命病棟へと運ばれていきました。先ほどもお話ししましたように、コロナ禍の第六波の時期でしたので面会をすることはできませんでした。せめてもの救いは、病棟に入ると面会できないので、最後になるかもしれないから母を呼んであげてはどうかと看護師さんから提案があり、夫が母を連れて病院まで来て父に「がんばって」と声をかけることができたことでした。臨終の直前に病院から連絡がありましたが、息を引き取るその時には間に合いませんでした。ただ、臨終の確認は、家族が到着してから行われました。それが医療従事者の方々のせめてもの配慮だったのだと考えています。

この後、葬儀に関しては、家族が参列できないという問題がありました。父は岡山県の山間部の出身でした。故郷には高齢の姉と妹が二人残っているのですが、コロナ禍の中で葬儀に参列するために京都まで来ることはできませんでした。父は兄弟姉妹を大切にしていましたので、残った二人の姉妹が葬儀に参列できないということは私たち家族にとっても残念なことでした。コロナ禍という状況が送りを困難にしたことをここで実体験しました。

また、父は次男であり、故郷を離れていたので、葬儀を挙げてくれるお寺を葬儀会社にお願いしなければなりませんでした。母の実家であり、叔母が檀家であったお寺とは宗派が違うためお願いできなかったのです。しかし、母方のお寺のお坊さんは父が母方の仏壇を大切に守っていたことをご存じで、父が亡くなったことをお話しすると、とても残念がってくださいました。この時、見ず知らずのお坊さんよりも、父を個人的に知っていて信頼関係のあるお坊さんに葬儀を挙げてもらったほうが良かったのではないかと考えました。

介護士さんやお寺さんへの信頼関係があった叔母の看取りや送りでは、私たち家族は大きく不安を感じることはなかったのですが、父の看取りや送りの場面では、信頼関係が築けていなかった分、不安や戸惑いが大きかったように思います。

私的経験から考えたこと

これらの私の経験からいくつかのことがらが見えてきます。看取りにおいても、送りにおいても信頼関係を築いておくことが大切だということ。施設と病院の違いはあるとしても、コロナ前とコロナ禍での看取りは全く様子が違い、二四時間家族がそばにいることができるかどうかで、看取りや送りの経験も変わってくるということ。また、叔母の看取りの経験から感じたことは、介護士さんたちも介護をすることでエネルギーをもらっているのではないかということなどです。特にこの施設での看取り介護に関しては介護士さんたちが、喜びをもってしておられるということでした。与えるだけではなく、与えることから受け取るということに自分自身が開かれていることが大切なのだろうと思える経験でもありました。

最後に課題として考えるのが、叔母の時も父の時も認知症の叔母や意識のない父に対して延命をしないという選択は、たとえ本人が元気な時に意志表示をしていたとしても最終的な確認ができたわけではないため、看取る側、送る側の心理的負担は大きいということです。このような状況にある人に「寄り添う」とはどのようなことなのでしょうか。

寄り添いについて考える

「寄り添い」とは先程も触れましたが、身体的な意味合いを持ちます。また、別のところで調べると「ニーズを見て共感する」「話を聞く」など一言で説明するのが不可能な言葉です。看取りや送りの場合にはいろいろなケースがあります。家族の選択、特に家族の「死」を選択したと苦しんでいる人に対してどの様に「寄り添う」ことができるでしょうか。苦しい時にぴったり寄り添ってほしいでしょうか。私の場合は距離を置いて見守ってほしいというのが本心です。もちろんいろんなケースがあり、いろんな人がいますから答えは一つではないのですが、「寄り添う」という言葉を使うのが適切なのかどうかも含めて、その方法を考える必要があるのかもしれません。

今年度のディアコニア・プログラムの成果発表会で学生が「私は友達に寄り添おうと思っていたが、寄り添いは相手がいるから寄り添えるのであり、それは、自己中心的なのではないか」と話していました。誰のために寄り添っているのか、寄り添いたい自分が満足しているのではないかと学生は考えたようでした。この考え方には一理あり、「寄り添い」を一方的に批判するものではないにせよ、「寄り添い」について思いを巡らし、再解釈することが大切なのだということを学びました。

このような方向性がある言葉の用い方の注意点として、方向性に自覚的になるということが挙げられます。「私が寄り添う」「私が寄り添ってあげる」だけでは信頼関係は築けません。また、そのような個人的な思いだけでは急に寄り添うこともできません。だからこそ、少なくとも可能なところにおいては日ごろから信頼関係を築いておくことが大切なのだと思うのです。

T先輩

次に、私自身が真の意味で「寄り添われた」経験をお話ししたいと思います。

長年の病気の末に余命がわずかと宣告されたT先輩が我が家の近くに引っ越してきたのは、二〇一八年の八月でした。しばらくして私は彼女から呼び出され、下鴨シスターズというグループに入るようにといわれました。このグループは、彼女の身の回りの世話や見守りをするために結成されたと同時に、彼女の周りの人をつなげるネットワークでした。グループに入ったのはよかったのですが、知らない人ばかりで私はどうすればいいのかと戸惑いました。当時の私は、関学神学部で非常勤講師として務める以外は博士論文を仕上げるために家にいることが多かったので、先輩は私を外へ引っ張り出し、誰かとつなげておこうと思ったようです。話し合いの結果、私は毎週金曜日に彼女を訪問することになりました。しかし、訪問するものの、何かをしてほしいという指示はありません。掃除や食事作りをしたのですが、それよりも同じ空間に人がいるということが彼女にとっては安心だったようです。ひどくせき込むときに黙って背中をさすってくれる人。眠っているときにキッチンで人の気配がすること。そんなことが彼女にとっては安心だったのでしょう。また、先輩のお母さんも時々みえていたのですが、そんな時は「お母ちゃんと話をして」と頼まれ、お母さんととりとめのない話をしました。

私は何かをすることを目的に彼女のもとへ通っていたのですが、彼女からの暗黙のメッセージは「そこにいてくれたらいいねん」というものだったように思います。彼女から「いる」ということの大切さを具体的な形で学びました。

話し相手になるということは、信頼関係を作る一つの方法だったのだと思います。もちろん学生時代から知っている先輩なので、信頼関係がなかったわけではないのですが、対話を重ね、深める中で、もう一歩踏み込んだ信頼関係を作っていくことができたと感じています。

ただ、このように関係が深まっていく中でも、彼女は、私が身体的な介助をすることは望みませんでした。それは彼女の中では、尊厳にかかわる部分であったようです。そのため、私は彼女の意志を尊重するようにしました。彼女が望むことはするが、望まないことはしないということも信頼関係を深める大切な事柄だったと考えています。

ナウエン「イエスのもたらす平和」

さて、この先輩の話をどう展開させればいいかと考える中で、ヘンリ・ナウエンのエッセーに出会いました。少しご紹介したいと思います。

ナウエンの『わが家への道』に収録されている「イエスのもたらす平和」というエッセーですエッセーの内容は、ハーバード大学を辞した後にナウエンが生活した心身に障がいを持つ人と健常者と呼ばれる人が共に暮らすラルシュ共同体での経験について書かれています。ラルシュ共同体では、それぞれに弱さを持った個性のある人々が家族のように暮らしています。そこでナウエンは、体を動かすことが困難なアダムの世話をすることになりました。ナウエンは一生懸命アダムの世話をしているつもりだったのですが、最終的にはアダム自身がナウエンの同伴者となったと記してあります。ここからナウエン「アダムの世話をする」のではなく「アダムとともにいる」ことがいかに大切なことかということに気づきます。「する」ということは、最終的には結果を求めることであり、そのためには自分が中心となりリーダーシップをとろうとします。するると、そこに争いが起きるとナウエンは考えました。彼はそのようなことに疲れており、それよりは、アダムと一緒にいるほうが心に平和をもたらすことに気づきました。「する」ことから「いる」ことへと価値観が変化したのです。その価値観が変化したところからアダムを見ると、意思表示もままならない一見弱いと考えられているアダムが、世話をする側、そして共同体のみんなをつなげる中心となる役割を担っていたとナウエンは記しています。これは、私が経験したT先輩を中心としてつながった下鴨シスターズと同じようなものだとも考えられます。弱さに私たちは仲介され、欠けを持った私たちもお互いを補い合っていけるという経験を、ナウエンはアダムを通して、私は先輩を通してしたということになります。

ディアコニアの視点から考える

最後にディアコニアについてお話をしたいと思います。

ディアコニアはもっぱら「奉仕」という意味だとされてきました。これは、一九三〇年代に出版された辞書によるところが大きく、このころから「奉仕」という訳語が使われるようになったといわれています。しかし、一九七〇年代にジョン・コリンズという研究者がディアコニアとは「間を行くこと」「仲介すること」という意味であると主張しました。そのため、最近のディアコニア研究では、「奉仕」という意味もあるが、コリンズの見解が一般的であると理解されるようになってきています。

このような訳語とは別に、ディアコニアという言葉の概念は、定義があいまいだとされています。ただ、あいまいな中にもいくつかの概念があり、その中に預言者的ディアコニアというものがあります。この預言者的ディアコニアの概念は、抑圧されている当事者からの告発により登場した言葉です。ＷＣＣの会議において、欧米諸国の政府や企業がアフリカの国々において搾取していることについて、欧米諸国のキリスト教徒や支援団体が何ら反対の声を上げないということをアフリカ諸国のキリスト教徒が問題視し、告発しました。そして、為政者に苦言を呈する預言者的な活動をしなければならないのではないかという声が上がりました。開発が進み、富を手にした欧米諸国が「あなたたちに良いことは、私たちが知っている」という発想で始めた、当事者抜きの国際支援への批判でもありました。オランダの改革派教会の信徒、ヤープ・ファン・クリンケンは、その著作でディアコニアを「義と憐みを示す相互扶助」と説明しています。彼は、国際支援を中心とするディアコニアの働きについて解説する中で、国際支援は一方的に行うのではなく、相手との信頼関係に基づいてニーズを知ることが大切であると説明します。国際支援は日ごろからの信頼関係の上に成立するものであり、そこでは、神の義や哀れみが互いを仲介していると考えます。

このような視点で、看取りや送りを考えるとき、看取られる側、送られる側、また、アダムの場合などは世話をされる側、弱いと思われる側にも力があるということを念頭に置くことが大切だということがわかります。

また、「いる」ということを考えるとき、北九州にあるNPO法人の抱僕のスローガンが興味深いと思います。「あなたがいる、わたしがいる、なんとかなる」はいい言葉です。いるから互いに支えあえるし、互いの存在を認め合うから互いに前に進んでいけるというのが抱僕の考え方なのかなと思います。何か始めると喧嘩になるから、とりあえず「いましょうよ」というところから始めたい。看取りと送りも相互関係、信頼関係の中からより良いものが生まれてきます。「寄り添い」という言葉が悪いものだと考えているわけではありません。ただ、一方通行で方向性が決まった「寄り添い」という言葉を超えて、自分も寄り添われている、自分も力をもらっているということを意識化することが必要なのだろうと思うのです。

おわりに

私が長年勤めていた釜ヶ崎の喜望の家という施設を作った、エリザベート・ストロームさんという人がいます。ドイツ人の宣教師でした。彼女は、昨年十月五日に一〇〇歳で亡くなりました。同年二月に一〇〇歳を迎えたので、私はお誕生日にプレゼントを送りました。しかし、彼女は非常に弱っていたため、もちろん返事はありませんでしたし、私も期待はしていませんでした。ところがストロームさんから十月の終わりごろに手紙が来ました。差出人を見たとき、亡くなった人から手紙が来たことにとても驚きました。それは彼女からの自分の記念会への招待状でした。

私がディアコーンになったのもディアコニアの研究に携わることになったのものストロームさんとの出会いがあったからでした。私の人生に大きく影響を与えた人から、その死後に手紙が届くのは本当に驚きだったのです。介護士さんが代筆で手紙を書いてくださっていたのですが、それはこれからの私にとって励ましになる内容でした。人は天に召されてもなお、人を励ますことができるのだと感じた瞬間でした。

これは先輩の時と同様に、人は一方的に看取られ、送られるのではないということを示唆しています。人は亡くなってもなお何かの形で人を思いやることができるし、思い出に残るだけではなく、人のそばにいることができるのではないでしょうか。

シンポジウム

看取りと送り
―それぞれの立場から―

井上 智、岸本光子、宮岡真紀子

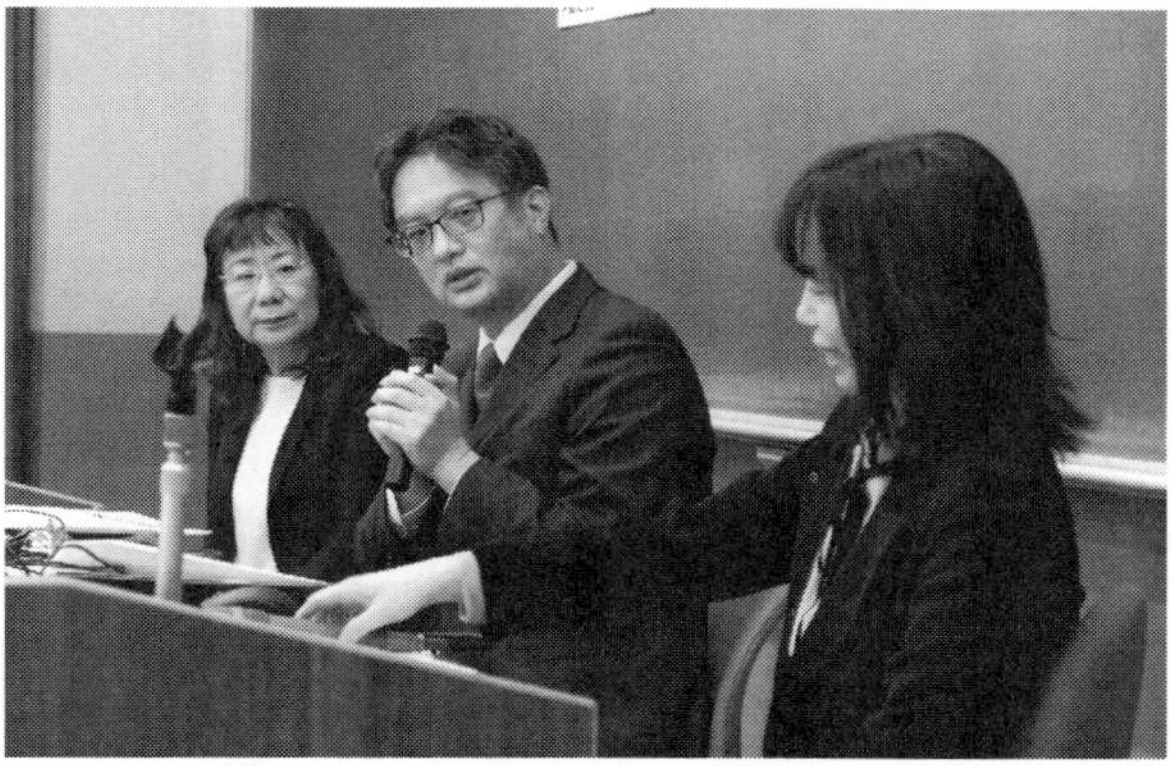

井上智（いのうえ・さとし）
関西学院大学神学部助教
2002年関西学院大学大学院神学研究科修了、博士課程後期課程満期退学。2002年より、岩手県にある日本基督教団日詰教会主任担任教師、日詰幼稚園副園長となる。2005年には園長となりキリスト教保育に携わる。2010年度には認定こども園ひかりの子を開設し保育所を開所、2016年度より関西学院神学部教員（旧約聖書学担当）、2019年度より関西学院宗教センター宗教主事に就任。現在に至る。

岸本光子（きしもと・ひかりこ）
関西学院大学神学部 卒業。現在、大阪暁明館病院伝道所 牧師、同病院 チャプレン、大阪医療刑務所 教誨師・篤志面接委員、関西学院大学神学部 非常勤講師。臨床宗教師・スピリチュアルケア師。

宮岡真紀子（みやおか・まきこ）
2001年関西学院大学大学院神学研究科博士課程前期課程修了。済美高等学校聖書科教諭、日本基督教団塚口教会伝道師を経て、2005年に日本基督教団北千里教会着任。2014年より、同教会の主任担任教師となり現在に至る。関西学院初等部聖書科講師。

井上　このシンポジウムは「看取りと送り――それぞれの立場から」と題して進めます。私を含めて三人の方々よりそれぞれの立場からその経験を通して感じていること、気づいたことなどをお話しいただき皆さんと分かち合いたいと思います。このシンポジウムの流れは、まずそれぞれの立場から看取りと送りについてコロナ前とコロナ禍の中で感じていること、また感じていたこと、気づいたことなどをお話しいただき、その後ご発題いただいた先生方への質問を私たちでさせていただければと考えています。このセットを都合三回繰り返します。そして最後にコロナ禍での看取りや送りについて、今後に向けて考えたことや取り組みなどをお話ししていただいて皆さんと分かち合いたいと考えております。

本日このシンポジウムにご登壇いただくのは、岸本光子先生、宮岡真紀子先生、そして私、井上となります。岸本先生は大阪暁明館病院のチャプレンとしてお働きになっておられます、また医療刑務所の教誨師としての立場からもお話しいただければと思っています。

宮岡先生は北千里教会の牧師としてのお立場からお話ししていただきます。私自身は、コロナ禍で父を亡くした経験を皆さんと分かち合いたいと思っています。また、岩手県で一四年間牧師をしていましたので、その時の経験を分かち合いたいと思います。

それではまず岸本先生からお話をしていただきます。お願いいたします。

岸本　ただいまご紹介いただきました岸本と申します、どうぞよろしくお願いします。初めに医療刑務所の宗教教誨師としての働きを紹介したいと思います。「医療刑務所」とはちょっと聞き慣れない名前なのですが「医療」と「刑務所」がくっついた言葉です。医療というのは病院の機能を持つという意味です。ですから、医療刑務所は「病院の機能を持つ刑務所」といえます。医療刑務所は日本に四か所あります。私が行っております大阪医療刑務所(堺市)の所長さんは医師で、急病人にも対応なさっておられます。医療刑務所には、心臓病や腎臓病等の治療食が必要な人、週に何回も透析が必要な人、また、結核など感染性疾患の人、そして、末期がんの被収容者の方が多くおられます。身体的な病気の他に、鬱や精神疾患、薬物やアルコール依存症の方もおられます。今までは冷暖房も無い古くて質素な施設でしたが、昨年一一月末に新病棟が建ち、本当に見違えるようなきれいな病院になりました。

一般の刑務所では、罪を償って更生し社会復帰するという「更生教育」に力を入れております。医療刑務所では末期の病気の方も多いことから、刑期半ばで命を閉じていく人もたくさんおられます。年によって違いますが、一年間に四〇～五〇名程の方がお亡くなりになります。ですから、一般の刑務所のようにどう社会復帰していくか、再犯をしないようにどう更生していくかということも大切な課題ですけれども、医療刑務所では自分の命をどう終えていくか、ここが非常に重要で、また切実な問題になってきます。被収容者の方は、一度きりの人生を、「こんな生き方をしてしまった。せめて、あの世ではいい人に生まれ変わって生きたい」という願いを持っておられます。教誨師は、そういう被収容者の方の魂の痛みに寄り添うのが、その働きだということができます。

医療刑務所では、被収容者の方は、二つの期限の中で生きておられます。一つは、満期出所までの期限、これは実刑判決を受けて、例えば三年とか五年とか満期釈放されるまでの期間です。この期限が一つ。もう一つは、自分の命の期限です。多くの方は、「一日でもいいから満期を迎えてから死にたい」と願っておられます。それは出所して「シャバで自由な日を一日でもいいから楽しみたい」というような理由からではありません。満期を迎えるということは、既に罪を償ったというわけですから、一般の社会人として出所し死んで行けるわけです。しかし、刑期半ばで、刑務所内で病死をするということは、まだ罪を償い終えていないわけですから、犯罪人として死んでいかねばならないわけです。犯罪人のまま刑期を全うする前に死ぬことについて、「きっと自分は地獄に行くに違いない」と思われている方が多く、非常に精神的にも苦しい思いをされています。ご自分の死期が近づき、「キリストの救いをください」と願われる方もおられます。

「教誨」はごんべんに毎日の「毎」と書きますが、その毎のところは「母」という字になっています。それは、父のように教え、母のように諭すというところから来た言葉だそうです。教誨を受けていた人の中には、病床で「先生、キリストの救いをください、洗礼を授けてください」と言われる方もいらっしゃいます。洗礼を受けられた方や、刑務所に来られた時から「自分はキリスト者です」と申告されていた方がご逝去されますと、キリスト教式でご葬儀ができるように、刑務官は手配をしてくださいます。自分の信仰について何も言わないと、仏教の教誨師の方（僧侶）が来られて、仏式で葬儀が行われます。

ある時、私に「岸本先生、かんぜんきょうかいしたことありますか?」と刑務官に尋ねなれました。それで「教誨は一生懸命やってますけれども、完全な教誨なんてしたことありません」とお伝えすると、「いやいや、その完全ではなく棺前です。棺の前でする教誨、これはご葬儀のことなんですけれども、棺前教誨（ご葬儀）をしたことありますか？」と聞かれ、そう呼ぶのかと驚いたことがあります。

葬儀は所長をはじめ、担当してくださった看護師、処遇部長や刑務官の方がご出席くださいます。初めて棺前教誨（葬儀）を頼まれたとき、びっくりしたことがあります。それは、ご遺体のお顔を見ますと、おでこに三角形の布がつけてあるのです。漫画で、おばけの絵を書くときに三角の布を書くことがありますが、あれを天冠《てんかん》と言うのですが、ご遺体があの三角の布をつけているのです。閻魔様の前に行く時に失礼がないように、三角の天冠をつけるらしいのです。キリスト教ではそういうのを見たことなかったですので、「せっかくですが、外してもらっていいですか。これは使いません」とお願いし、取っていただきました。後で聞きますと、仏教でも浄土真宗はつけないということでした。

ご葬儀では、賛美歌を歌い、聖書を読み、短いですけれどもメッセージもいたします。刑務所では基本が仏式ですのでお焼香の台も用意してくださいます。しかし、キリスト教ではお焼香ではなく献花をします、と説明し、持参した百合の花をお棺の前に並べていただきます。ご参列の方々と賛美し、献花をしてご葬儀を行いますと、刑務所の殺風景な霊安室が、本当の教会のように感じられます。そこに神様が共にいてくださるのだと思います。このようなご葬儀にご遺族が来てくださった場合は、本当に喜んでくださいます。しかし、中には「葬儀はそちらで済ましてください。お骨だけ取りに行きます」というような方もおられます。また、もうお骨も「自分の

洗礼証明書

年　月　日

〇〇　〇〇さんは、主イエス・キリストの十字架の救いを信じ、

日本基督教団の信仰を告白し、　年　月　日に、

洗礼を受けられましたことを証明いたします。

洗礼をうけた　〇〇　〇〇さんは、地上での全ての罪を赦され、

神の子として天の国に凱旋なさいました。

日本基督教団 大阪暁明館病院伝道所　牧師 岸本光子

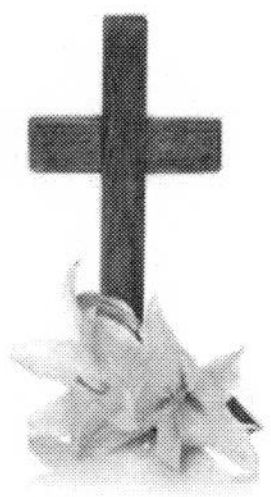

家の墓に入れるなんて、とんでもない。同じ墓に入れることはできないから、そっちで処分してください」と言われるケースもあります。お骨を取りに来られると言われたご遺族の方には、私は洗礼証明書というのを作成してお渡しします。それは、「この方は、地獄に行くに違いないと誰もが恐れる獄中死ではなく、神を信じ、自分の罪を悔い改めて洗礼を受け、神の子とされて天に帰られました」と証明するものです。ですから、これをお骨と一緒に渡してもらいます。私は、お骨を取りに来られたご遺族の方にお目にかかることはできませんが、お渡しした洗礼証明書から、人の罪を赦し「あなたは私の愛する子」と呼んでくださる神様に出会っていただけたらなと祈りながら、作成しています。ちなみに、私が医療刑務所で洗礼を授けた方は、私と家族が属しております大阪暁明館病院伝道所の会員になります。

それではここからはチャプレンとしての緩和ケア病棟での働きをご紹介させていただきます。私は大阪暁明館病院伝道所という大阪教区に属する伝道所の一つ、そこの主任担任牧師をしてい

ます。同時に大阪暁明館病院のチャプレンをしています。チャプレンとして緩和ケア病棟に出ておりますが、臨床スピリチュアルケア師、臨床宗教師として訓練を受け、それらの資格を有して、緩和ケア病棟に勤務しております。スピリチュアルケア師、臨床宗教師には、厳格な倫理規定というものがありまして、患者さんや相談者に布教や宣教をしないというルールがあります。もちろん、患者さんご本人から「祈ってほしい」と言われた場合や「礼拝に参加したい」「賛美歌を聞きたい」といったご希望がある場合は喜んで用意をしますが、私の方から聖書の話をしたり、信仰についてお勧めしたりはいたしません。

暁明館病院の緩和ケア病棟は、一般病棟がコロナ禍ということで面会を中止しております時にも面会を許可しておりました。これは理事長の考えから、「緩和ケアでは面会を許可すべきだろう」ということで感染対策委員会にかけられました。その結果、人数と時間の制限を設けて、申告制（予約制）という形で、「何日の何時から、何人で面会にいきます」と調整をした上で、面会を許可しています。また、看取りの時になりましたら時間制限を外して、家族室（畳の部屋）にご家族が泊まり込んで、お看取りができるようにもしています。布団のレンタル等もできますので、家族室で泊まれるようになっています。でも多くの方は、「そこで寝ている間に家族が亡くなってしまうと嫌だから」と患者さんのベッドのすぐ横のソファベッドで、交代でお休みになることが多いです。

緩和ケア病棟では、私は患者さんのベッドサイドにおうかがいし、時間をかけてお話をお聞きします。心を許して、ご自分のことをお話しくださるまでにはしばらく時が必要です。私はその時にアロマオイルを持って行き、患者さんの手や足をマッサージします。ずいぶん昔に取ったアロマセラピストやインストラクターの資格が役に立っています。がんの疼痛、痛みや不安、うつ状態を少しでも和らげることができるなら嬉しいと思って優しくマッサージをしています。がんの末期の方は、足や手がもう三倍ぐらいに浮腫んで、ぱんぱんに腫れている方が多いのですが、足湯をしたり、マッサージしたりすることで気分が良くなってもらえればなぁと願っています。看護師さんや医師など医療者からもアロマは評判が良く、「この部屋に入るといい香りに癒される、私たちもマッサージしてほしいわ」なんて言ってくださいます。

患者さんがご逝去された時、私も関わっていた患者さんならば看護師さんと一緒にシャンプーや湯灌をし、お体を清めます。そのような場合は、「本当に長い間お疲れ様でした、ありがとうございました」と心の中で祈ります。今日の中道先生のお話でも「最後の洗足の儀式をしたらどうでしょう」と勧めておられましたが、私も患者さんが亡くなられたときの湯灌では「足」を担当させていただき、「今までよくこの足で大地を踏みしめ歩んでこられました。お疲れ様でした。これまでの人生の歩みが祝されて、天に帰られますように」と祈ります。その方が仏教徒の方でしたらお浄土っていうことになると思うのですが、そう祈ります。働きとしては、このような働きをさせていただいています。

井上　それでは今のお話を受けて、岸本先生に質問をさせていただきたいと思います。

宮岡　ありがとうございます。チャプレンとしての緩和ケア病棟における働きというお話の中からの質問になりますが、「倫理規定」という言葉が出てきました。この倫理規定についてもう少し詳しく教えてください。

岸本　私の属している臨床スピリチュアルケア学会、日本臨床宗教師会この二つには、厳格な倫理規定というものがあります。例えば臨床宗教師でしたら、「臨床宗教師はケア対象者の人間として、また個人としての尊厳を尊重する」と書かれています。具体的には、ケア対象者というのは患者さんですが、その方の信仰や信念、価値観を尊重するということです。臨床宗教師の信仰を押し付けないと書かれています。

宗教者というのは牧師であっても、また僧侶であってもそうですが、信仰に熱心であればあるほど、自分の信仰に確信を持っています。「自分はこれで救われた。自分はこの信仰で生かされている」という信仰の確信があればあるほど、ケア対象者（患者さん）に、それを熱く語りたくなり、宣教することが使命である、と感じるのです。しかし、倫理規程では、これを断固として禁じています。言い換えれば、ケアや傾聴を布教のために使わない、信者獲得のために用いないというところではないかと思います。ここがもし揺らいでしまうと、宗教者が病院でドクターやナース、コメディカルの方々など医療者とチームを組んで、活動していくというところが非常に難しくなるのではないかと思います。ここは、宗教者が医療チームの中で活動をする時の生命線にもなる重要なところだと思います。

井上　ありがとうございます。では私の方からいくつか質問させていただきます。医療刑務所で看取りというのはあるのでしょうか。

岸本　医療刑務所では、たとえ自分の教会の信徒になられた方であっても、お看取りの知らせはくださらないので、普段は看取りというのはありません。

井上　では、医療刑務所の刑務官の方々がされているということなのでしょうか。

岸本　はい、医療刑務所の刑務官や医師・看護師が主に看取っておられます。

井上　ではそこで宗教教誨師として何かということはできないのですね。

岸本　刑務所では被収容者の情報は決して外に出しませんので、容態が悪くなった事などはお知らせいただけないのです。ですから普通は、看取りはできないのですが、ある方、仮にAさんとお呼びしますが、Aさんの場合はたまたま教誨のために面会をする約束の日、刑務所に参りましたら、会うことはできました。しかし、Aさんは容体が悪く、とても苦しそうにベッドに寝ておられました。よく刑務官が会わせてくださったなと思うぐらい本当に命の最期の時でした。普段、教誨は談話室のようなところで、Aさんも私も椅子に腰かけてするのですが、容体が悪くなってくると寝ておられるベッドサイドに私がうかがいます。この時も、もういよいよ具合が悪く、ベッドのそばに、私が行かせていただいたという状況です。それで、この方は、関東の暴力団に属していた方で、小さいときからお母さんの愛を十分に受けることができずに、僕は暴力団で育ててもらったと言われるような方でした。ぐれて学校にもまともには行っていませんでしたが、漢字の読み書きや、英語も計算も、生きていくための常識はみな暴力団の兄さん姉さんやお母さんに教えてもらったということでした。その方が、聖書を読んでキリストに捕らえられて、洗礼を受けられたのです。

そのＡさんが、私がそばに行きますと手を挙げて何かをつかむような仕草をされました。それで私はその手を握って、話しかけました。本当は教誨師というのは被収容者の方に体に触れてはいけないのです。しかし最期の時に手を挙げた、その手を私は握りました。そして、「Ａさん何も怖いことはありません。天国の門で、『お前は誰か』と聞かれたら、『イエスの名によって洗礼を受けた者だ』と言ってください。必ず天の門は開きます」と大きな声で何度も言いました。その方は手をぎゅっと握ってくださいました。私もぎゅっと握り返しました。そして「Ａさんまた会いましょう」と言って、何度も何度も頭をなでました。自分の子どもの頭をなでているようなそんな感じでした。付き添ってくださった刑務官も処遇部長も「Ａは理解していた。天国も、洗礼を受けたこともみんな理解していた」と言ってくださいました。翌朝、Ａさんは天に召されました。看取りの瞬間ではありませんでしたが、刑務所の暖房もない質素な部屋に、本当に神様がご臨在くださっていることを感じることができた時でした。

井上　ありがとうございます。もう一つ、洗礼証明書を先生が出しておられるというようにお聞きしましたが、その洗礼証明書というのは、教誨師の中で統一の用紙があるのでしょうか。

岸本　他の教誨師の方がどうされているか分からないのですが、私はとにかく、「この方は神によって救われた方です。獄中死であっても、地獄に行ったと思わないでください。自分の家の墓に入れられない、なんて思わないでください。この方は神の子とされて、天に凱旋されました」ということを洗礼証明書という形で、文書にしてお出ししています。私はお骨を取りに来られたご家族と会うことができませんが、それを読んでくださったご家族が、本当に罪を許すことのできる方、神がこの世にいらっしゃるのだということを知ってくださるといいなと思っています。

井上　それは何かを参考にして作られたのでしょうか。

岸本　夫がカトリック信徒でしたので、カトリックの洗礼証明書を参考にして作成しました。

井上　その洗礼証明書を出されて、ご遺族の方から反応はあったのでしょうか。

岸本　私はその証明書に大阪暁明館病院伝道所 牧師 岸本という名前を書いて出しているのですが、今まで伝道所や病院に連絡があったということはありません。しかし、私が知ることがなくても御言葉がご遺族のうえに留まって支えてくださったらいいなと思っています。

井上　岸本先生ありがとうございました。それでは、次に宮岡先生から牧師としての立場から少しお話をしていただきます。

宮岡　北千里教会の宮岡真紀子です。よろしくお願いします。私は二〇〇五年に連れ合いの宮岡信行と一緒に北千里教会に、私は担任教師として、宮岡信行が最初主任担任教師として赴任しました。九年後の二〇一四年四月からは、宮岡信行が大阪女学院中学校・高等学校の教務教師になり、私が北千里教会の主任担任教師として現在まで仕えさせていただいております。北千里教会の担任教師時代から主任になった後も、葬儀は何度も経験させていただきました。これまで通り同じようにやってきたつもりでしたが、二〇一四年から主任になり、担任教師をしているときとずいぶん景色が変わったなと感じながら葬儀にも関わらせていただいております。その中で、本日のテーマに沿ってコロナ前とコロナ後のことからお話させていただきたいと思います。

コロナ前は、まず危篤の連絡を受けた後、夜遅くても病室に入れましたので、式文を持参して枕頭の祈りを捧げに行っていました。その時ちょうど息を引き取られたという経験は、私にはありません。死期が近いとの連絡を受けるのですが、何とか持ちこたえましたねという経験しかありません。「一旦帰宅させていただいて、祈りつつ準備します」という感じで一度帰宅します。そうして、「召天されました」という連絡を受けてご遺体も帰宅したその教会員さんのご自宅で、葬儀の打ち合わせをします。教会で葬儀をする場合の話ですが、いつも依頼している葬儀会社の方に連絡し、その方も一緒に私と遺族と葬儀の打ち合わせをします。そこで前夜式、葬儀式の日程を組み、そして火葬場の予約を取るという形で行なっていました。しかし、火葬場の予約の都合を優先してそこから葬儀式等の日時を組むこともあります。また、納棺式も行いますので、最短でも三日間、遺族に寄り添いながら葬儀に関わらせていただいていました。

北千里教会では、慶弔役員が一名から二名います。教会内の礼拝委員会委員長と副委員長が、この慶弔役員を兼ねる形になっています。葬儀日程等が決定した時点で、私が慶弔役員の方に連絡をし、葬儀の詳細をお伝えします。その後、慶弔役員から教会員に前夜式や葬儀式の案内を連絡します。それから必要であれば葬儀当日のお手伝いの呼びかけ等も、慶弔役員が行います。当時の受付、出席者の座席誘導などは教会員に任せてほしいという雰囲気があり、教会員が積極的に葬儀に関わってきました。大切な教会員の〇〇さんを、神さまのもとにお送りする手伝いがしたいという、まっすぐな思いを感じています。葬儀社の方が「これだけ教会の方が動いてくださったら、私たちスタッフは一人二人減らしてもいいですね」とおっしゃられたこともありました。

北千里教会は、千里ニュータウンの中にあります。千里ニュータウンは、公団住宅エリア、商業施設エリア、民間のマンションエリア、戸建てエリアがそれぞれ道路を隔てて分けて建てられています。

三〇年ほど前ですが、私たちの前任牧師時代も前夜式を含めてすべて教会で行っていました。そのときは、遺族が教会にも寝泊りでき、前夜式後に夜遅くまで、時には賑やかに会食していたようです。しかし、そのようなことが重なり、近隣の方々から、前夜式、特にその後の飲食等の会は控えてほしいとの要望が出たそうです。その後、役員会を通して、前夜式はなるべく自宅で行うように勧めますという主旨の約束事を、近隣の方々と交わし、その文書が残っています。私たちが赴任した二〇〇五年は、既に近隣の方々と教会の関係は良好でした。近隣の方々との約束を交わしたことも伝え聞いていましたが、やはり前夜式をぜひ教会で行いたいとの、教会員の声もたくさんありましたので、近隣の方々にあらかじめ「〇月△日、□時から前夜式を教会で行います」という手紙を出し、徐々に教会内で前夜式も行うようにしていきました。このような手紙だけではなく、近隣の方々との普段のコミュニケーションが大切であることは言うまでもありません。

コロナ以前の前夜式の後には、出席者はすぐに帰宅するというわけでもなく、式後に三〇分から一時間くらい教会に残り、ご遺体を囲んで思い出話を自由に語る光景が当たり前にありました。今思い返してみても、前夜式は遺族との大切なコミュニケーションの場でもありました。そこでの会話から、私自身も次の日の葬儀説教には事前に準備していたものよりも今聞いたエピソードの方が亡くなった方のことがより分かりやすいだろうから……ということで、前夜式の後に葬儀説教の原稿を加筆修正していました。

それともう一つコロナ前の話ですが、大阪教区には高齢者特別委員会があり、そこで出前講座をしていましたので北千里教会にも来ていただいたことがありました。テーマは「葬儀への備え」でした。出前講座では、「天の国への旅立ちノート」を紹介していただき、いわゆる生前の届け出を教会員に記してもらって提出していただくことを目的として行いました。「天の国への旅立ちノート」に関するお話を聞き、もちろん締め切り日は設けず、提出は教会員一人一人に委ねました。愛唱聖句や賛美歌を記すことは、皆さん簡単なようでした。しかし、家族にあまり迷惑をかけないようにしたいこと、葬儀の規模にも配慮したいこと等、残された家族に負担にならないようにしたいとの思いを記しておられる方が多くいました。葬儀にあまりお金かけなくてもよいということ、自分の死を悼んでくれる人を数人呼んでくれたらそれが一番満足であるということを記載してい

故　〇〇　〇〇　葬儀式

二〇□□年〇月▽日（曜日）　午後一時三〇分

日本基督教団　北千里教会

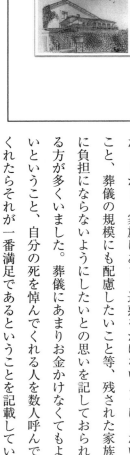

る人が多い印象でした。

そしてコロナ後のことに話は移りますが、夜中に「危篤である」との連絡をほとんど受けなくなりました。教会への連絡は朝九時以降、夜も九時頃までになりました。つまり、夜中や未明、早朝の連絡がなくなったということです。前夜式をしないで葬儀式のみ行い、コンパクトに行いたい（行わねばならないだろう）ということ、また、身近な家族だけで行うことを選択する遺族が多くなりました。もちろん、コロナ後も教会員への訃報連絡は慶弔役員と協力しながら行っていますが、教会にメール登録をしてくださっていても、あまりメールやスマホをチェックしないことが多い特に高齢の教会員もいます。結局日曜日に教会に来て、週報の紙面で初めてその方の死を知ったっていうことで、「えっ、亡くなられたのですか？」ということもありました。もう少し丁寧にお電話などで直接お知らせしなければならなかったと、課題として感じているところです。そういう形で、すでに葬儀も終わってそのことを次週の週報で初めて知ったという教会員もいました。他教会でも同じようなケースをお聞きしたことがあります。

井上　ありがとうございます。北千里教会でのご経験等を新型コロナウイルス感染症発生前後のご経験ということでお話をいただきました。岸本先生、何か宮岡先生へのご質問等ありますか。

岸本　宮岡先生ありがとうございます。前夜式というのがなくなる傾向、少なくなっている傾向にあるというようにお聞きしたのですが、その後ご遺族と教会の繋がりというのはどういうものがありますか。

宮岡　はい。一一月の召天者記念礼拝の案内をご遺族に出し、礼拝を行っています。多くの教会も同じだとろうと思いますが、北千里教会の場合はスクリーンで召天された方の名前も記載した写真を映し出し、出席遺族の紹介を行っています。また、創立三〇周年のとき、今から一四年前のことになりますが、北千里教会に納骨室を設置しました。北千里教会の現会堂は一九八一年に建ちましたが、その時に教会墓地を作るためにも献金された方がおられました。教会は千里ニュータウンの戸建て住宅エリア内にありますし、ニュータウン条例があり敷地内に墓地を作ることができないため、いろいろな可能性をリサーチしていました。敷地内に墓地を作ることはできませんが、納骨室であれば大阪府からの許可が得られ設置可能だとのことで、創立三〇周年記念事業で納骨室を設置しました。

納骨室は、礼拝堂の講壇のすぐ後ろに設置しました。扉を開けて一畳ぐらいのスペースですが、一八〇人入るようになっています。もちろん、分骨も可能です。特にコロナ後、遺族がお墓参りのように納骨室の前に行きたいとの連絡が増えてきた印象です。また、納骨室設置後には「亡くなったおばあちゃんと毎週一緒に礼拝することができて嬉しい」という声もあります。

今年度の教会年間行事として、一一月の召天者記念礼拝後には亡くなった教会員の記念会を計画していました。普段、礼拝には出席されない遺族の方を招き、愛餐会と故人の記念会として開催する予定でした。しかしコロナのことがあり、残念ながら実施できませんでした。次年度に向けて、改めて開催することを検討しているところです。

現在、教会員で、去年一一月にお連れ合いを亡くされた方がいます。去年の一一月や一二月はコロナも急増していた時期で、大切なお連れ合いが亡くなるときに、看取ることができなかったという思いを抱えている方です。病室に入ることができず、夫を独りで死なせてしまったという、本当にやりきれない思い、深い悲しみを抱えておられました。コロナのことがあり、病院の対応について頭では理解しているけれど、もっと何とかならなかったのかという思い、夫を独りで逝かせてしまったことでご自分を責める気持ちを抱えながら、毎週礼拝に来られる方がいます。その方のお連れ合いさまの記念会を三月に予定していますが、その記念会の打ち合わせの時間は、諸々決めなければならない事柄はちょっと横に置いておき、その方のやるせない思い、自分を責めてしまう気持ち、もっと何とかできたのではないかという後悔、夫の最期に寄り添うことができなかった悲しみに耳を傾ける時となっています。記念会の打ち合わせの時間は、言葉にならない思いも含めて、その方の胸の内にある思いに寄り添う大切な時間であると感じているところです。

井上　ありがとうございます。私も牧師をしているときに、教会墓地が無かったので土地を探したり、葬儀関係の法律を読んだりとなかなか大変だなと思いながら墓地建設の準備をしてきました。たしか、墓地をつくる際は近隣の方との折衝をしなければならないといったことがあったかと思うのですが、近隣の方から許可は得られたのでしょうか。

宮岡　納骨室なので教会の両隣や教会と隣接している住人の許可が必要でしたが、幸いなことに良い関係でしたので、快く応じてくださいました。北千里教会は、大阪教区の北摂地区に属していますが、同じ地区内で墓地を作った教会があります。墓地でしたから、より広い範囲の住民の許可がいるということを、地区の教師会で聞いたことがありました。本当に大変な作業であると感じていました。牧師と教会員で手分けし、教会として「墓地が必要なのです」という思いや設置の主旨を近隣住民に丁寧に説明して許可をもらうそうですが、墓地設置の主旨説明に差異が生じないように何度も確認し合いながら行い、本当に時間がかかったお話を聞いたことがありました。納骨室を設置することと教会の敷地内に墓地を設置することは、全く違うことを学びました。

井上　ありがとうございます。あと、素朴な質問なのですが、慶弔役員はどのように決めるのですか。役員会の中ででしょうか。

宮岡　役員会の中です。年度初め（四月）、新旧合同役員会を行います。そこで、慶弔役員も含め、役員の役割分担を話し合って決めています。

井上　コロナになって、週報で初めて知ったという方もいた、家族と役員だけの礼拝というのがあったとお聞きしました。教会の方で、関係があったからぜひ来たいなどの問い合わせがあったかと思うのですが、そのような方々へのケアはどうされていましたか。

宮岡　そのための特別なプログラムを組んではいませんが、礼拝後の会話の中で、また祈禱会の時に、故人やその方の葬儀について語るように心がけています。特別な会を設けるというよりは本当に普段のコミュニケーションの中でそういうことのケアを心がけつつ、きちんとした説明会みたいなことはしていないのですが、普段の牧会的な関わりの中で語ることを大切に心がけています。

井上　ありがとうございます。葬儀式用の用紙はどうされていますか。私は牧師をしていたときに、地方の教会だったので、書店も遠くてなかなか買いに行けない状況でした。亡くなりそうな方がおられても、まだ亡くなっていないのにその方のために買いに行くということに抵抗があったのでどのようにされているのかお聞きしたいと思い質問させていただきました。

宮岡　式用の用紙はですね、フォーマットを作ってあります。私の手作りなのです。時に、葬儀社さんから葬儀用の用紙を提供してくださるということもあったりしますが、基本的には自分でフォーマットを作成しています。

井上　ちなみに私は亡くなりそうな方のために用紙を購入するというのが、亡くなるのを待っているという感覚になるので、次に備えて二〇〇部は用意しておくようにしていました。岸本先生は、医療刑務所では準備とか何かしておられるのでしょうか。

岸本　用紙は用意しておりません。堺にあります医療刑務所の堺駅のすぐ裏側にキリスト教の書店さんがあり、すぐ電話をして、いつも送ってくださいます。自分で印刷して持っていきます。うまく百合の図柄が入らなかったりいろいろあるのですが、そこはもう夫に「真ん中に持ってきて」とか「十字架を大きくして」とか、頼みながら作っています。

井上　宮岡先生は葬儀式用の用紙の雛形は何かありますか。

宮岡　雛形を作成しています。そして教会員が北千里教会のスケッチをしたものがデータであります。創立三〇周年事業でそれを絵葉書にしましたが、この教会のスケッチも用紙に載せるようにしています。

井上　それでは続いて、私からお話をさせていただきたいと思います。私は二〇〇二年に神学研究科を卒業して、岩手県の教会で主任担任教師として遣わされました。

葬儀式関係について、岩手県の状況をご紹介したいと思います。最初に葬儀をさせていただいたのは、遣わされて二年目のことだったと思います。教会員のお連れ合いでノンクリスチャンの方だったのですが、その方の葬儀が牧師としての初めての葬儀式でした。先輩牧師などから助言をいただき準備を進めました。実は、岩手県での葬儀式というのは、皆さんが知っている式の流れと一部異なっています。一般的な葬儀にまつわる式の流れというのは、前夜の祈り、葬儀、火葬という順だと思いますが、岩手では、前夜の祈り、火葬、葬儀という順になります。つまり葬儀と火葬が逆になっているのです。葬儀はお骨を前にして行うのが一般的なのです。また、岩手では前夜の祈りの際には、あまり近隣の方は来られません。その代わりに、火葬に来られるのです。そのため、火葬場もたくさんの方が来てもよいようにできているのです。葬儀と火葬が逆だという話を聞いたときに、私自身も興味がわき、少し調べてみますと、関東甲信越地方の一部の地域とそれから東北地方に多いということがわかりました。

火葬場にたくさんの人が集まってくるっていうようなことを聞いて皆さんはどのように感じられたでしょうか。日本キリスト教団の式文では、火葬の祈りというのはものすごくシンプルな式文です。火葬場にたくさんの人が集まってくるということが想定されていません。そのためこの火葬の祈りをそのまま用いることはできないと思い、私は岩手県の習慣に合わせた火葬の祈りのための式文を作成して、火葬をすることにしました。

葬儀をするためには愛唱賛美歌・聖句が必要となりますが、葬儀のためにお聞きするのではなく、愛唱聖句を読み、愛唱賛美歌を歌う礼拝を行うために、教会に来られている方から募集して集めることをしました。最終的には、「教会へのお願い」という文書を作ることにし、愛唱聖句、愛唱賛美歌についてお聞きし、教会で葬儀を挙げてほしいか、教会への希望、家族とこの文書について共有しているか、などを書いていただき、教会で保存することにしました。

今日のご質問にもありましたが、「ノンクリスチャンの方への葬儀をしますか?」というものがありましたが、日詰教会には幼児施設がありましたので、卒園生の親御さんの葬儀を頼まれることもありました。そのような場合には教会の判断になりますから、役員会で審議するのは大前提ですが、私は積極的に受けることが大切だと考えています。

私の個人的な経験になりますが、私の連れ合いのおじさんが二〇二二年の一二月に亡くなりました。亡くなる前におじさんのお連れ合いから連絡があって、クリスチャンではないのですが、キリスト教式で葬儀をあげてもらえないだろうかという相談を受けました。お話を聞き、お引き受けをすることにしました。クリスチャンでない方も事情をお聞きしながら私はなるべく引き受けてきました。

また父の看取り、特にコロナ禍での看取りのことをお話ししたいと思います。二〇二〇年の七月に父が脳梗塞で倒れました。すぐに母が気づいて病院に救急車で運ばれたのですが、首の近くの大きな血管が詰まったため重篤な状態でした。コロナ禍ということもあって、お見舞いはできない状態が続きました。脳が腫れているので頭蓋骨を外してその腫れを抑える手術を行う、その際に、病室から手術室に移動するわずかな時間なら面会できますよと病院の先生に言っていただき、短い時間しかありませんでしたが、母と病院に行きました。倒れた後の父を見ることができた最初の瞬間は本当にその短い時間だけでした。

新型コロナウイルス感染症の流行が少し落ち着いてきたときに、対面はできませんでしたが「タブレット越しならお見舞いができますよ」と言われ、最初に入院した病院ではタブレット越しの面会を二度ほどしたと思います。声をかけると、私たちのことがわかっているのかわかっていないのか、反応してくれるということがありました。母は父の足を動かしたり、さすったりなどをしたかったようですが、そのようなことも叶わずお見舞いも看病もできない状態にもどかしさを感じているようなでした。

二〇二〇年一〇月に父の転院が決まり、移動するときになら、付き添うことができますよと言われ、母が付き添うことになりました。その他の家族は移動後、病院の中でいろいろな手続きや、検査とかの場面で付き添うことが出来ました。しかし、その後この病院でも、直接の面会はできないとのことでした。入院後しばらくして、オンライン面会ができるようになって、申し込みましたが、ちょうどそのオンライン面会のときに、父の調子が悪くなるということが続いて最後までオンライン面会は出来ませんでした。父の体調がさらに悪くなると、亡くなる一〇日ぐらい前に病院も面会基準を緩くしてくださり、家族のみ面会できるということになり、何度か母と兄と一緒に面会をするために行きました。しかし、面会時間は五分ほどでした。

二〇二一年二月、いよいよ父が危ないという連絡を受け病院に駆けつけましたが、息を引き取る瞬間に立ち会うことも看取ることも出来ませんでした。母はやはりそのことをとても悔やんでいるという様子でした。

父の葬儀をどのようにするのか。万が一に備え、葬儀に関する希望を父と母に聞いていました。そのとき、父が言ったのは、「お前がしてくれ、それも訓練だから」と。さすがに「家族はつらいよ」と言ったものの、そのときは聞き流しました。しかし、このことを確認した年に、父が倒れましたので、父の希望通り、私が葬儀を行うことになりました。私が通い、連れ合いも通っている宝塚教会にお世話になって、葬儀を家族葬という形で行うことになりました。

コロナ禍での葬儀ということもあり「家族葬」で行いました。父を知る家族以外の誰かと悲しみを分かち合うことは出来ませんでしたが、私は家族葬の楽さというものを遺族の一人になって感じました。亡くなった直後は母も気落ちをしていましたが、ようやく気持ちの整理がついたのか、父の記念会をそろそろやりたいということを話しており、父の誕生日のときに行うことができないかと今計画をしています。父が倒れ、亡くなるまでの間、一年弱ほどありましたが、なかなか母は受け入れることができず、ようやく二年経ってそのことが受け入れられるようになり、父の死を受け入れるための時間が母には必要だったのではないかということを感じています。

コロナ禍となり葬儀の流れなど大きな変化が起こっているわけですが、その人のペースに寄り添いながら、何のために葬儀や記念会を行うのかという本質、残された家族の癒しのためなどを大切に遺族に関わっていく必要を感じています。

宮岡　ありがとうございました。岩手県日詰教会のときの興味深いお話もありました。私自身は初めてお聞きしたのですが、葬儀と火葬が逆になっているっていうことで、葬儀では既にもうご遺骨になった状態で、そのご遺骨を置いて礼拝堂で葬儀をするということですか。

井上　はい、そのとおりです。十字架があって、遺影があって、お骨があってという形です。

宮岡　そうなのですね。火葬場にたくさんの人が集まってきて最後のお別れをするっていうのは、これはキリスト教に限らず、岩手のそういう風習でしょうか。

井上　そうです。仏式でも行きましたけれども、仏式だと念仏がＢＧＭのようになってお焼香している、という様子でした。

宮岡　ということは、故人と最後のお別れなのだけれども、お焼香して流れるように帰っていくだけの感じと言いますか、それだけなのでしょうか。

井上　仏式での火葬はそういう感じでした。

宮岡　今、日本基督教団の式文を確認したところ、火葬用の式文は本当にシンプルですね。式文にある「火葬前の祈り」に関して、井上先生は、それを火葬用の式文として整えてというようなことをおっしゃられたと思うのですが、もう少し具体的に教えてください。

井上　火葬前のわずかな時間ですので、一五分から二〇分ぐらいで終わるようにしています。そのときに奏楽者がいてくださるときにはピアノを持ち込んで、前奏、招きの言葉、賛美、聖書、短い説教、祈り、（賛美）、後奏という本当に短い礼拝のような形の火葬の祈りという式文を作りました。

火葬前の祈り

準備：遺影、必要なら花、十字架

黙禱
祈りへの招き
　皆さん、神様に信頼して祈りましょう。
神様の言葉
　イエス様の死と復活を通して、すべての人を永遠の命に導かれる
　神様の言葉に耳を傾けましょう。
　テサロニケの信徒への手紙Ⅰ 4:13-14

祈り
　わたしたちは神様を愛します。神様は私たちの声を聞き、
　日々祈り求める私たちに、心を留めてくださいます。
　死とその苦しみが愛する家族に迫り、苦悩の中にあるとき、神様の名を求めます。
　「神様助けてください」と。
　神様は恵みと慈しみに満ちておられます。神様は私たちの支えです。
　私たちが疲れたとき、力づけてくださいます。
　神様は恵みを注いでくださいます。
　神様は私の涙を拭い、躓かないように支えてくださいます。
　私たちは神様と共に歩みます。神様は恵みと慈しみに満ちておられます。
　神様の恵みと慈しみの中を悲しみの中にあっても
　満ち充ちて歩むことが出来ますように。アーメン

聖書　創世記 2:7
説教
祈り
主の祈り
賛美
結びの祈り
　命の源である主なる神様、あなたの慈しみに信頼を寄せて祈ります。
　あなたはイエス・キリストを通して、死は滅びではなく、
　新たな命への門出であることを示されました。
　○○さんを顧み、あなたの栄光にあずからせてください。
　わたしたちの主イエス・キリストの御名によって祈ります。アーメン。

黙禱

喪主挨拶
献花

岸本　私の方からちょっと質問をさせていただきます。先ほど井上先生の言葉の中に、「家族葬の楽さ、家族のみの楽さがありました」っていう言葉がございましたけれども、少し詳しく教えていただけますか。

井上　はい。家族葬の楽さというのは何かというと、前夜の祈りなどの儀式は、気持ちの整理をしていくグリーフケアの一環ということは重々承知しているのですが、例えば前夜の祈りで、その後会食があるとなると、その会食のお世話をするのは、家族が主にするわけです。例えばコロナ禍ではなく、父が亡くなったとすると、母が何かいろいろお世話をしなければならなかったと思います。そのような遺族自身が慰めを得られず、バタバタと悲しむまもなく来会者の対応をせざるを得なかったのではないかと思います。遺族が会食などの対応をしなくてもいいという楽さというものがまず一点あるかなと思います。また、何度も亡くなったときの様子を、語らなくてもよいという楽さがあるのではないかと思います。これは、被災地にいた同級生の牧師が語ったことを思い出します。つまり、被災の時の状況をお話しすることでそのことを追体験するような思いをしてとてもつらかったということを話していました。家族葬でなければ、母も父が亡くなった様子を何度も語っていたのではないか。家族葬では、そのようなことにならなかった楽さがあったかなと感じています。そして楽さとは少し異なりますが、家族も悲しみたいのに悲しむことができずに何らかの対応をしなければならない、きちんと悲しむことができないというようなこともある、あったのかなと感じています。

岸本　ありがとうございます。

井上　では、最後にコロナ禍での取り組みとか、今後に向けてとか気づいたことなどを岸本先生からお話していただき、私、宮岡先生の順で進めていきたいと思います。

岸本　一言お話をしたいと思います。今後に向けて、神学部の学生さんあるいは卒業生の方々にお願いをしたいのですが、ぜひ教誨師になっていただきたいと思います。私も一年上の先輩、現在宝塚教会にいらっしゃる浦上牧師から、先生が九州に移動される時に医療刑務所の教誨師を引き継ぎました。そういうふうに教誨師を引き継いでいっていただきたいと思います。神学部のプログラムの中にディアコニア概論と言うのがあり、年に数回、刑務所での教誨についてお話していますが、そのようなプログラムを是非、神学教育の中で扱っていただきたいと思います。

それと同時に、臨床宗教師、あるいは臨床スピリチュアルケア師の訓練もぜひ皆さん、受けていただきたいと思います。自分は病院とか施設とか刑務所とか、そういうところとは関係ないから、傾聴の訓練は別にいいよっていうのではなくて、ぜひこういう勉強は続けて受けていただきたいと思います。臨床宗教師やスピリチュアルケア師の資格は、一度取ったらもうそれでずっと一生認定されるっていうのではなく、五年ごとの更新です。五年ごとに試験を受け、会話記録や活動記録を提出して、自分の経験や立場に胡坐をかいていないかをチェックをする機会があるのです。また、現場での活動を重視していますので、この五年間で何百時間、臨床宗教師として活動しているかということも問われます。会話記録検討会では、先輩臨床宗教師の方から「どうしてこういう表現を使ったの?」とか「あなたの気持ちの中では何があったの?」「私はこのように感じました」と言うような、厳しいけれども、丁寧で率直な意見を受けます。丁度、臨床牧会実習で学生と学んでいる様な感じです。そういうことを様々な経験を積んだ、しかも、多宗教の方を交えた訓練の場――キリスト教だけではなく、他宗教の方からもいろいろな学びができるようなカリキュラムを神学部も作っていただけたらなと思います。

また、病院の方ですが、暁明館病院に緩和ケアができました二〇二〇年からコロナが流行りまして、いろいろ計画があったのですが、実行できていません。例えば、お別れ会とか、グリーフケア、記念会、お茶会、そういったものや「桜を見る会」というのも看護師さんが計画されていたのですが、中止になってしまいました。しかし、新型コロナウイルス感染症が連休明けぐらいに五類になるという情報がありますので、そうなりましたらまた病院の対応が大きく変わり、一歩前に踏み出すことができるのではないかと思います。既に記念会やお茶会をされている先生方にぜひ学ばせていただきたいと思います。どうぞよろしくお願いします。

井上　教誨師にはなりたいからといってなれるものなのでしょうか。

岸本　はい、空きがあってキリスト教の牧師の枠があるとなることができます。教誨師会の推薦や教区議長の承認など手続きはありますが、なれます。しかし、後任が決まらずグズグズしていると、施設も空きを作っておけないので他宗派の方が、パッと入ってしまいます。キリスト教の方はすぐ転勤というか教会が変わるので、割と短いスパンで皆さん移動されてしまいます。お寺の方はもう先祖代々そのお寺に住み着いています。ずっとその地域におられるので、お父さんが年取って引退するとなると、息子が後を引き継ぐというような形で、引継ぎがとても早いのです。しかし、キリスト教では、神学部でも教誨についてはあまり教えていないし、知識もないし、引継ぎがスムーズではないと感じています。ある程度空いた時にパッと入らないと、もう仏教や他宗派の方が入ってしまうということになります。教誨師はどういうことをしているか、刑務所での牧師の働きはどういう意味を持つのかなどを、学生の頃から一緒に学んでいただいて、教区から教誨師の働きを担ってほしいと要請があれば、「学生の頃から興味を持っていました」と受けてもらえるようなシステムが必要だと思います。

井上　では私の方から、私は家族葬の楽さというものを経験し家族葬が多くなるのではないかと感じています。そのような状況の中で牧師としてどのようにグリーフケアをしていくのか、遺族と関わっていくのかが大事になるかと思います。私自身は、日々の関わりというようなものが大事なのではないかと。当たり前のことなのですが、元気な時から関わり、その人とどう向き合っていくのかという関係性をいかに築くのかということです。その関係性は、教会員本人はもちろんのこと、その家族への関わりという二つの側面があると考えています。牧会としてご本人にどのように関わっていくのか、そして、家族へのアプローチが必要なのではないということです。私自身が今通っている宝塚教会もこの数年よくあったのが、熱心に教会に来ていただいていた方の葬儀が仏式で終わっていたということです。先ほどもご紹介させていただきましたが、お正月など家族が揃う時に、前もって自分から「葬儀は教会で」とか、「亡くなったら教会に知らせてね」とかを発信しておく必要があるのかなと感じています。

父の時は認知症が心配だったから前もって聞いておこうということがあったのですが、本人の意思を改めて確認することは、何も悪いことではありません。私たち自身が考えて受け止めて普段から考えておく、備えておく、そうすると、牧師も安心できるかなと思います。葬儀から始まるとか、入院から始まるのではない当たり前の関わりということを、改めて見直していくということが必要なのかなと考えております。

では、最後にこのシンポジウムのまとめのような形を宮岡先生お願いします。

宮岡　「普段の会話」の中でということを井上先生もおっしゃられましたが、最後ポストコロナについて語ることができたらと三人で相談していました。

先ほど、三〇年ほど前の北千里教会の前夜式について触れましたが、かつては葬儀に時間やお金を費やすことは珍しくなく、九〇年代の特徴なのだろうということを今日も学びました。しかし今、その価値感は薄れつつあって、近年は近親者だけの家族葬とか前夜式葬儀式も行わない「直葬」の看板も見かけるようになりました。特に、火葬場の近くではそういう看板をよく見かけます。つい先月までケーキ屋だった場所が、直葬の葬儀屋に変わっていた建物もありました。つまり、コンパクトな葬儀を選ぶ人たちが増え、コロナはそういった傾向にさらに拍車をかけているると感じます。一〇年ほど前に行った北千里教会での「生前の届け出」にて提出された回答からも、そのような傾向が既に見られました。葬儀をコンパクトにすれば費用も抑えられる、また世間では、葬儀自体が贅沢品であるような傾向もあるのだろうと感じます。あまり詳細なリサーチもしていない中で、私自身の印象だけを語っていますけれども、そういった印象を受けます。そんな中、かつては前夜式があり、その後も皆で会食しながら、故人との思い出話に涙したり笑ったりしつつ、遺族が亡くなった方のことを段階的に受け入れる役割をそれらが担っていたということも確かです。思い出を語り合って、悲しみや感謝を共有する時間は本当に大切です。

もちろん、葬儀の一定の儀式を経たとしても、大切な人を亡くしたことが全く癒されるということではなく、愛する者を失った悲しみを抱きながら悲しみと共に生きていくということなのだろうと感じます。最近では、コロナ禍で病室に入れず愛する家族を独りで逝かせてしまったこと、なぜ独りで死んでいかねばならなかったのかとのやりきれない思いを吐露する方がおられます。愛する者の死を悼み、本当に申し訳ないことをしたという思い、悔いが残りどうしようもなくやりきれない思い、同時に亡くなった者への感謝も含め、そういったいろいろと複雑に絡み合う思いを抱えている遺族に丁寧に寄り添っていくことを、コロナ後特に大切にしていきたいと思っています。

故人の記念会や思い出を語り合う会を持つことも死別の悲しみに向き合う大切なグリーフケア・グリーフワークだと考えます。同時に、コロナ前に戻り、前夜式をして、会食をしてというようなことでこそ充実した看取りや送りができるというよりは、コロナ前から葬儀の簡略化があった事等も踏まえると、死期が近いということのもっと以前から、グリーフワークは始まっているのではないかと感じます。もちろん、死期が近づいてきたので丁寧な「看取り」を、という感覚もよく理解できます。一方、その方の死期が近いから牧師として襟を正し「さあ、看取りを行います」というよりも、コロナを経て、普段の牧会の中での関わりがより大切であると感じました。先ほど井上先生も言及されましたが、そういった普段の牧会の中での関わり、たとえもうすぐ死を迎えると分かっていなくても、「お変わりありませんか」、「お体の具合はいかがですか」といったあたたかいコミュニケーションの積み重ねが大切であり、コロナ後このことをより意識して大切にしたいと考えています。私自身、今回のシンポジウムの準備は、普段の自分の牧会の在り様を反省とともに振り返る機会となりました。パネリストの方々のお話も踏まえ、教会の牧師は死別の当事者ではないですが、大切な人の臨終の時に関わる存在として、コロナ以前からずっと大切にしてきたもの、普段の牧会でのあたたかい関わりこそがやがて迎える看取り・送りに、十分に関わることに繋がるのではないだろうかと感じているところです。

井上　ありがとうございました。私たち三人は、このシンポジウムを準備する際に何度か話し合いの時を持ちました。その際に、話し合ったことは、それぞれの現場で働いている皆さん、あるいは教会に連なってくださっている皆さんとの関係性、日々の歩み、何気ない当たり前の関わりというものが大切だよねということを確認しました。それぞれの現場で、当たり前の関係を大切にしていただければと願っています。

あとがき

第五七回となる神学セミナーは二〇二三年二月二〇日（月）「キリスト教の看取り・送り」をテーマに、西宮上ケ原キャンパスF号館二〇三号教室を会場として、対面およびオンライン配信のハイブリッド形式で開催されました。

主題講演は関西学院院長の重責を担っておられる中道基夫教授が「牧会の課題としての周死期ケア」と題してお話しくださいました。周産期の対となる「周死期」の概念から、牧会として取り組むことの課題をわかりやすく説明していただき感謝です。

日本基督教団奈良教会の汐碇直美牧師は、二つの病院でのチャプレン経験と二つの教会での牧会経験を巧みに交差させて「生から死へのグラデーションを、共に歩む」ことについて話されました。教会の牧師から病院チャプレンへ、そして再び教会の牧師として奉仕しつつ非常勤の病院チャプレンを兼務という貴重なご経歴から、豊かなご経験の数々をご紹介いただきました。

関西学院大学西宮上ケ原キャンパスと同じ西宮市内に事務所を構えるキリスト教専門葬儀社・株式会社シャロームの高見晴彦代表取締役には、二〇二三年現在のキリスト教葬儀を取り巻く諸事情について、葬儀社の視点からお話しいただきました。また本学神学部同窓である同社の小野留緒記氏には、神学部で学んだ葬儀専門家としてのさまざまな経験やそれについての思いを語っていただきました。

二〇二二年度より神学部に着任され、ディアコニア・プログラム全体に関わっておられる森本典子専任講師は、デンマークでのお働きや自身の家族・友人を看取り、送った経験に触れつつ「寄り添いを超えるディアコニアの視点から考える看取り、送り」について講演していただきました。

最後にシンポジウムが行われ、付帯事業を含む教会での牧会経験と学校チャプレンの立場から司会兼シンポジストとして井上智助教、病院での働きを代表して大阪暁明館病院チャプレンの岸本光子牧師、教会の立場を代表して日本基督教団北千里教会の宮岡真紀子牧師が登壇され、それぞれの立場から看取りと送りについて意見交換しました。特に井上助教にはシンポジストの人選・依頼から入念な事前打ち合わせ、長時間にわたる当日の司会進行まですべてを完璧に進めていただき感謝に堪えません。

本セミナーは長年、西宮上ケ原キャンパスに参加者が集う交流の時としてもご好評いただいており、二日間の日程で開催し、休憩時間には参加者同士が歓談できるよう茶菓子の用意のある談話室を確保したり、一日目の夜には食事を伴う懇親会を開いたりしていた時期もありました。ところが二〇二〇年三月から世界的に拡大した新型コロナウイルス感染症（COVID19）のパンデミックにより、二〇二〇年度（二〇二一年二月開催）より対面・オンライン配信のハイブリッドでの開催を余儀なくされ、参加者やスタッフの負担を考慮して日程も一日に絞らざるを得なくなりました。けれども結果的に九州など遠方にお住まいの方々がオンラインで参加するようになったほか、近隣であっても所属教会にて複数名でオンライン視聴されるケースが年々増えています。さらに東京のキリスト教系メディアの方々もオンライン参加され、セミナー終了直後に参加報告記事をインターネットサイトにアップされるなど、コロナ禍以前は思いもよらなかったような参加のあり方が定着しつつあります。特に今回は参加者一三三名のうち対面七四名、オンライン五九名となり、四五%がオンライン参加となりました。限られた予算で運営しているため、あまり高い画質や音質で配信することができないのですが、それにもかかわらず本来オンライン配信用ではない教室備え付けの音響・映像設備を最大限活用してハイブリッドセミナーを支えてくださった神学部補佐室教務補佐の西嶋優さん、吉田麻理さん、小坂藤乃さん、上田奈央子さん、教学補佐の平井志帆子さん、加藤満さん、丸尾彩華さんにこの場を借りて感謝申し上げます。

二〇二二年度　関西学院大学神学部学外講座委員会

関西学院大学神学部ブックレット16
キリスト教の看取り・送り
第57回神学セミナー

2024年2月1日　第1版第1刷発行

編　者　関西学院大学神学部
著　者　中道基夫、汐碇直美、髙見晴彦、小野留緒記、
森本典子、井上 智、岸本光子、宮岡真紀子
発行所　株式会社　キリスト新聞社
〒162-0814 東京都新宿区新小川町 9-1
電話 03(5579)2432
URL. http://www.kirishin.com
E-Mail. support@kirishin.com
印刷所　協友株式会社

ISBN978-4-87395-830-9　C0016（日キ販）
Printed in Japan